Bien-être au naturel

Julien Kaibeck

SOLAR
EDITIONS

SOMMAIRE

TOUT SAVOIR SUR LE BIEN-ÊTRE AVANT DE PASSER À LA PRATIQUE

10 idées reçues sur le bien-être au naturel 8
10 questions sur les huiles, plantes et autres remèdes naturels 14
L'essentiel au naturel 24
Shopping essentiel pour le bien-être au naturel 40

MON BIEN-ÊTRE COMMENCE DANS LE PLACARD

Le bicarbonate de soude 48
Le yaourt 50
Le marc de café 52
L'œuf 55
Le miel 57
Le vinaigre 60
L'aloe vera 63
L'argile 65
Les huiles (vraiment) essentielles 68
Les eaux de cuisson 72
L'huile d'olive 74
Les hydrolats 77

MA BEAUTÉ AU NATUREL DE A À Z

Acné, boutons et points noirs : on fait quoi ? 84
Anti-âge au naturel : des solutions 89
Bain de princesse aux huiles essentielles 95
Baume à lèvres protecteur 98
Bronzage au naturel 100
Anticapitons et anticellulite 102
Cernes et poches sous les yeux 105
Cheveux plus beaux au naturel 108
Cheveux gris, cheveux blancs : j'assume ! 113
Cire dépilatoire maison 116
Couperose : prévenir en douceur 121
Crème hydratante maison 124
Découverte beauté : le « layering » ou « mille-feuille » 126
Déodorant douceur 129
Gel douche maison 132
Gommages faciles 134
Des soins adaptés pour les hommes 137
Manucure au naturel 141
Maquillage au naturel 144
Parfum aux huiles essentielles 147
Peau sèche : la chantilly de karité facile 149
Pieds secs et mains abîmées : que faire ? 152
Savons à froid, quèsaco ? 154
Taches sur la peau : des solutions au naturel 157
Teint terne : conseils bonne mine au naturel 160
Vergetures : on fait quoi ? 163

MA FORME MA SANTÉ AU NATUREL

Angoisse et déprime : pas pour moi ! 168
Animaux domestiques et aromathérapie 171
Bébé au naturel 175
Bobos quotidiens : les bons gestes 179
Booster ses défenses naturelles 182
Chute de cheveux, stop ! 185
Cuisiner avec les huiles essentielles 189
Dents et gencives saines 192
Désodoriser la maison au naturel 194
Digestion au naturel 198
Fatigue : plus d'énergie au naturel 201
Gorge et voix : apaiser au naturel 205
Gueule de bois, non merci ! 208
Haleine fraîche au naturel 210
Infusions et tisanes bien-être 213
Jambes lourdes, c'est fini 215
Mal de dos : on fait quoi ? 217
Minceur : mes snacks coupe-faim 221
Moustiques : bye-bye ! 223
Poux : ce qui marche vraiment 226
Mieux respirer au naturel 229
Sexy au naturel 231
Sommeil : mieux dormir au naturel 234

INDEX 238
Pour aller plus loin 240

OUI, JE L'AFFIRME, LE BIEN-ÊTRE AU NATUREL EST UNE FAÇON SAINE ET RAISONNABLE DE PRENDRE SOIN DE SOI !

Quitte à prendre le contre-pied de ce qu'on peut lire dans la presse ou entendre ici et là, au détour d'une conversation. Le « naturel » suscite, en effet, souvent la méfiance ou la moquerie... Pourtant, ce guide que vous tenez entre les mains regorge d'astuces qui nous montrent combien la Nature nous apporte beaucoup. Une générosité qui touche aussi bien notre santé que notre beauté ou le côté pratique de notre vie quotidienne.

L'objectif ? Vous libérer de certains diktats et vous rendre plus autonomes en matière de bien-être, sans pour autant renier la médecine conventionnelle ou les produits proposés par l'industrie. Car dans une époque en crise, qui vit à cent à l'heure, les remèdes qui ont fait leurs preuves par le passé et que l'on prend pour désuets ont cependant tout leur sens. Oui, les huiles végétales sont des cosmétiques hors pair ! Oui, bien utilisées, les huiles essentielles sont de vrais trésors pour la santé qui contribuent à diminuer notre consommation de médicaments ! Oui, les infusions, décoctions et autres macérations de plantes dont se servaient nos aïeuls sont efficaces pour soigner un petit bobo !

Le naturel n'est pas la panacée mais vous auriez tort de vous en priver. Avec mon guide, je vous propose de soulager nombre d'inconforts du quotidien grâce à des ingrédients naturels et faciles à trouver. Vous découvrirez que vos produits de beauté peuvent être agréablement remplacés par des préparations maison, pour une efficacité similaire. Essayez la « Slow Cosmétique », et vous l'adopterez !

Chaque conseil que je vous donne dans cet ouvrage a été testé et s'appuie sur des publications ou des documentations sérieuses. Et pour couper court à toute polémique, rappelons qu'en matière de cosmétique et de remèdes naturels, c'est aussi le « bon sens » qui parle. Alors, ouvrez grands votre esprit et votre cœur, pour recevoir ce que la Nature vous offre de meilleur. Non seulement votre corps vous remerciera, mais il y a également fort à parier que votre entourage, dans la foulée, voudra aussi en profiter.

ÊTRE BIEN AU NATUREL ?

Oui, c'est la promesse que je vous fais, en vous donnant les clés pour plus de liberté et d'autonomie.

Julien Kaibeck

TOUT SAVOIR SUR LE BIEN-ÊTRE

avant de passer à la pratique

10

IDÉES REÇUES

sur le bien-être au naturel

Le bien-être, ça vous parle. Le bien-être au naturel, un peu moins. Vous êtes sceptique, vous vous interrogez ? Zoom sur quelques idées qui circulent afin de les mettre définitivement au placard !

Le bien-être qu'est-ce que c'est ?

C'est avant tout un sentiment de plénitude, résultat d'un équilibre entre un corps sain et fonctionnel et un esprit sain et apaisé. Cette définition est utilisée dans le domaire de la santé depuis les années 1950. Le bien-être au naturel, lui, désigne l'ensemble des techniques et pratiques œuvrant à ce bel équilibre - du yoga à la préparation d'une infusion relaxante ou d'un onguent aux huiles essentielles pour apaiser la peau... Dans ce livre, vous ne trouverez donc que méthodes et produits naturels. Sachez-le : beauté, santé et forme s'entretiennent et prennent toute leur dimension au naturel.

1 Le bien-être au naturel ? UN TRUC DE GRAND-MÈRE inefficace !

Vous assimilez les remèdes naturels à des « trucs de grands-mères » ou à des « médecines douces », qui, à l'inverse des médicaments ou des cosmétiques industriels, n'auraient pas beaucoup d'effets. Pourtant, dans la grande majorité des cas, ils s'avèrent tout aussi efficaces. Beaucoup d'études l'ont prouvé : l'huile essentielle de lavande vraie s'est montrée efficace, par exemple, en dilution dans une préparation contre la perte de cheveux en plaques ; des laboratoires s'intéressent aujourd'hui de près à l'huile essentielle d'origan pour son action étonnante sur les foyers infectieux - certains y voient même l'antibiotique du futur ! Quant au miel, des services hospitaliers commencent à l'utiliser pour soigner des plaies difficiles à cicatriser…

2 Le bien-être au naturel ? UNE PRISE DE TÊTE !

C'est vrai, mais c'est passionnant ! Plus vous en saurez sur les extraits végétaux, les plantes et les minéraux, mieux vous en profiterez. Pas question pour autant de vous transformer en encyclopédie botanique ! Ce qui compte, c'est que vous vous connaissiez bien et que vous fassiez preuve de bon sens.

Le but du bien-être au naturel ? Prévenir plutôt que guérir. Inutile, donc, de sortir l'artillerie lourde : vous pouvez faire beaucoup avec 6 huiles essentielles, 2 ou 3 huiles végétales, un peu d'argile, du miel, du vinaigre et de l'eau. Et ces ingrédients bienfaisants ne nécessitent pas d'études qui durent des années. Nos aïeux utilisaient des remèdes simples, à portée de main. Et sans peur, car ils faisaient preuve de bon sens. Si besoin, ils demandaient conseil à un professionnel. Ce que vous ferez, vous aussi, en cas de doute !

3 Le bien-être au naturel ? C'EST DÉPASSÉ !

Je ne vais pas vous mentir : on ne panse plus une plaie avec une feuille de chou trempée dans l'eau sucrée ! Et une infusion de thym ne fait pas le poids contre un antibiotique en cas d'angine carabinée. Mais si vous commencez à comparer la crème antirides dernier cri et l'huile de rose musquée, ce n'est plus tout à fait pareil. **Les remèdes d'autrefois ne sont pas forcément synonymes de retour en arrière !** Et dans notre monde qui va à cent à l'heure, très polluant, surconsommateur de médicaments, il me semble judicieux - vu les prix effarants des cosmétiques et les effets secondaires à long terme des molécules chimiques sur l'organisme - de réintégrer quelques gestes bien sélectionnés…

4 Le bien-être au naturel ? FAUT AVOIR DE L'ARGENT…

Cela dépend du remède que vous prenez.
Pour la plupart des affections beauté et santé du quotidien, vous avez toujours plusieurs possibilités : de la moins chère (le miel ou l'huile d'olive ont des vertus étonnantes) à la plus chère (parce que rare ou complexe à produire, comme une huile essentielle).

Mais il n'y a pas de rapport véritable entre prix et efficacité. Pour une simple plaie, un miel de bonne qualité est ainsi moins cher et plus efficace qu'un pansement du commerce.

De plus, les produits qui composent ma trousse bien-être au naturel servent pour plusieurs affections. Alors, oui, un flacon de 10 ml d'huile essentielle d'immortelle coûte plus de 20 euros ! Mais vous conserverez ce précieux produit longtemps et vous pourrez l'utiliser aussi bien comme actif antirides dans une crème qu'en friction sur une bosse ou un coup…

5 Le bien-être au naturel ?

ÇA PREND TROP DE TEMPS !

Oui, prendre soin de soi au naturel prend du temps. Mais pas « trop » de temps ! C'est certain : il est plus long de se fabriquer un onguent à base de bons ingrédients naturels qu'ouvrir un pot acheté en pharmacie. Mais rien ne compense le plaisir que j'ai à savoir ce que je me mets sur la peau, de connaître la provenance exacte des ingrédients, les vertus de chaque huile, argile ou extrait, de retrouver les rythmes de la nature, du fait maison. Question bien-être, prendre le temps pour moi fait déjà partie de la solution…

6 Le bien-être au naturel ?

ÇA NE TOUCHE QUE LES « BOBOS »

Vous avez dit « bobos » ? Vous pensez que le bien-être au naturel est réservé à certains seulement ? Vous n'y êtes pas ! Se masser des jambes fatiguées avec de l'huile de calophylle est un geste que tout le monde peut faire. Et si l'huile en question porte un nom exotique, elle n'en est pas moins accessible, bien documentée et distribuée partout en pharmacie ou sur le Web.

Je l'affirme : le bien-être au naturel est fait pour tout le monde. C'est vrai, certains s'y mettent plus volontiers : les curieux, les aventuriers, des fans de nature et… les bobos, en effet. Car c'est à la fois « beau et bon ». Mais il y a aussi tous les autres, les débrouillards, ceux qui y viennent car leurs moyens sont limités : savez-vous, par exemple, qu'un savon à froid peut remplacer 3 produits dans la salle de bains ? qu'un peu de bicarbonate de soude dans de l'eau peut s'utiliser de 5 façons différentes ? Alors, n'hésitez plus !

7 Le bien-être au naturel ?

C'EST DANGEREUX !

Non, pas si vous avez un poil de bon sens ! Lorsque vous utilisez une huile essentielle, vous savez qu'il s'agit d'un extrait de plante très concentré. Vous n'allez pas vous baigner tout entier dedans, vous n'allez pas non plus boire le flacon d'un trait ! Les remèdes naturels sont à l'image des produits d'entretien : en vente libre et utilisables sans formation spéciale. Donc, si vous êtes malade, vous irez chez le médecin ; mais si vous ne cherchez qu'à améliorer votre confort de vie ou à soulager un bobo passager, choisissez un remède naturel. À condition de le faire avec discernement ! Si vous faites preuve de prudence, si vous consultez au moindre doute des ouvrages sur le sujet ou si vous en parlez avec votre pharmacien ou votre médecin - qui, eux aussi, redécouvrent certains bienfaits oubliés -, vous n'avez rien à craindre…

8 Le bien-être au naturel ?
CELA NE SERT À RIEN !

Pourquoi aller s'embêter à se faire du bien au naturel, alors que l'industrie et la science nous offrent une kyrielle de solutions prêtes à l'emploi ? Tout simplement, parce que c'est un *must* à notre époque de fous !
Le monde n'a jamais été aussi désincarné de la nature.
On produit des fruits et des légumes hors sol, toute l'année. On élève des poules dans des boîtes à chaussures. On donne des farines animales à des vaches. On extrait du gaz de schiste. On jette des Smartphone par millions… Il est temps de se ménager quelques fenêtres pour respirer un bon coup l'énergie du vivant. Alors, oui, une décoction de réglisse ou un massage à l'huile de calendula ce n'est pas grand-chose ! Mais ça nous rappelle que nous sommes en lien avec la nature. Qu'elle a des choses à nous donner, et que nous avons un peu oublié de la respecter.

Certes, le bien-être au naturel surfe sur une mode. Mais si c'est pour le bien de tous, pourquoi est-ce que je devrais m'en priver ? Mieux, les entrepreneurs les plus actifs devraient l'encourager… Car si je mange mieux, si je respire mieux et si je suis à l'écoute de mon corps, je me garantis une santé plus durable.
Si je reste en bonne santé, le système n'aura pas à me supporter, et je contribuerai de façon plus positive au système. La boucle est bouclée !

9 Le bien-être au naturel ?
FAUT AIMER S'ENNUYER…

Bien au contraire, c'est passionnant !
Chaque remède est étonnant : le miel, par exemple, bénéficie aujourd'hui de publications qui attestent de son efficacité sur la cicatrisation ; l'argile est disponible sous des dizaines de formes, elle est facile d'utilisation, et ses effets sont bluffants… Petit à petit, au fil des expériences, vous allez vite vous prendre au jeu ! Et la passion est contagieuse. Vous allez créer des liens avec des fans d'aromathérapie, de Slow Cosmétique ou d'herboristerie… Le monde merveilleux des plantes et des extraits végétaux et minéraux s'ouvre à vous !

10 Le bien-être au naturel ?
INTERDIT AUX FEMMES ENCEINTES ET AUX ENFANTS !

Soyons clairs : les produits de bien-être au naturel ne sont pas tous sans danger ni effets secondaires, surtout si vous faites partie des personnes « sensibles ». Mais pas de panique ! Une femme enceinte n'est pas malade, et nos enfants ne sont pas en sucre. Une fois de plus, le bon sens est la clé.

VOUS ÊTES ENCEINTE ? JEUNE MAMAN ?
Voici quelques principes à respecter

→ **Côté cosmétique :** durant la grossesse, l'allaitement ou la petite enfance, privilégiez la douceur. Diluez fortement vos extraits de plantes ou vos actifs dans des bases neutres et, en cas de doute sur un remède, consultez avant de l'utiliser. Bien souvent, une faible dose suffit amplement pour des effets très satisfaisants. Lisez la Fiche sécurité huiles essentielles page 27.

→ **Côté santé :** les remèdes au naturel sont des compléments idéaux pour bien des traitements, et des trésors préventifs pour garder la forme. Mais l'art de soigner est délicat et réservé aux professionnels. Consultez toujours rapidement un médecin en cas de trouble persistant.
Si vous utilisez des huiles essentielles, ne le faites pas pour vous soigner, mais pour le plaisir, la forme ou la beauté.
Attention, elles sont toutes différentes : certaines sont bien tolérées, même pures ; mais beaucoup sont à éviter, par précaution, les 4 premiers mois de la grossesse et sur les petits de moins de 3 ans ; d'autres sont à proscrire si l'on est épileptique.
Renseignez-vous : les molécules qui posent le plus de problèmes sont les cétones (présentes dans la menthe poivrée, le romarin, certains eucalyptus...), les phénols (dans l'origan, la cannelle...), etc. Il y a aussi des contre-indications pour les personnes hypertendues ou sous traitements médicamenteux...
Lisez attentivement la Fiche sécurité page 27, et prenez conseil auprès d'un professionnel de santé avant d'utiliser une huile essentielle hors du champ cosmétique.
Les extraits de plantes ne posent généralement pas de problèmes en cosmétique, même si certains peuvent irriter la peau ou la sensibiliser. Mais ne tentez jamais de vous soigner sans les conseils d'un pharmacien ou d'un professionnel de la santé. Si vous êtes enceinte ou si cela concerne un enfant de moins de 12 ans, renseignez-vous bien pour tout usage, quel qu'il soit, avant d'utiliser un extrait.
Miel, huiles végétales, sucre, fruits, sel, bicarbonate de sodium alimentaire... les remèdes à base d'aliments conviennent en général sans souci aux femmes enceintes et aux enfants. Mais, là aussi, le bon sens s'impose...

10 QUESTIONS SUR LES HUILES, PLANTES

et autres remèdes naturels

Huile végétale ou huile essentielle de carotte, pour vous c'est du pareil au même ? Macérat, infusion, extrait de bourgeon, c'est un peu la bouillie ?... Pour que ces termes n'aient plus aucun secret, pour bien comprendre ce que vous utilisez pour votre beauté ou votre forme, suivez le guide...

1 LES INGRÉDIENTS DU BIEN-ÊTRE AU NATUREL, c'est vraiment compliqué !

Au contraire, rien de plus simple ! Une bonne dose de bon sens, des extraits de plantes connues depuis la nuit des temps, un peu d'argile, du miel, de l'aloe vera... La trousse de base pour se faire du bien au naturel n'est pas bien compliquée ! Bonne nouvelle : beaucoup d'ingrédients sont déjà dans votre placard. Pour les autres, vous ferez confiance à votre pharmacien ou à un bon site Internet. Et vous pourrez même vous en procurer certains directement au jardin...

LA TROUSSE de BASE

Ingrédients de base de la cuisine
(huile d'olive, sel, sucre, miel, café, bicarbonate de sodium)

+

Bons extraits végétaux
(dont huiles essentielles [HE])

+

Bons extraits minéraux (dont argile)

=

En forme toute l'année ! ☺

DE BONS EXTRAITS VÉGÉTAUX en un clin d'œil

De nombreux extraits de plantes ont un usage en beauté et pour la forme au quotidien. Tous différents, ils se présentent dans des formes qui conditionnent leur emploi. Voici les plus courants que l'on rencontre dans les recettes de Slow Cosmétique, en aromathérapie ou en naturopathie.

→ **Huiles essentielles** Ce sont des actifs aromatiques surpuissants à manier avec précaution. Les huiles essentielles (HE) s'utilisent diluées dans de l'huile ou de la crème le plus souvent, pour des soins cosmétiques. Ou en diffusion car elles sont volatiles. Certaines peuvent aussi être prises en petites quantités par voie orale (voir Infos p. 25 et Fiche sécurité p. 27).

→ **Essences** Ce terme désigne les huiles essentielles de zestes d'agrumes et certains parfums bienfaisants (voir Infos p. 26).

→ **Huiles végétales** À l'image de l'huile d'olive, toutes les huiles végétales (HV) sont des corps gras enveloppants, riches en acides gras complexes et en antioxydants, qui peuvent avoir un effet sur la peau, les cheveux ou faciliter notre quotidien (voir Infos p. 26).

→ **Macérat huileux** Dans la grande famille des huiles végétales, ce produit offre les bienfaits d'une plante qui a baigné dans l'huile suffisamment longtemps pour la rendre active (voir section p. 21).

→ **Teintures mères, macérats glycérinés ou extraits fluides de plantes** Quelques petites gouttes dans un peu d'eau ont de grands effets au long terme. Ces extraits aqueux ou alcoolisés sont la base de la phytothérapie (voir section p. 21).

→ **Fleurs de Bach** L'« énergie » des fleurs se retrouve à l'état liquide, dans un petit flacon, pour mieux gérer les émotions au goutte-à-goutte (voir section p. 19).

→ **Remèdes homéopathiques** Des granules ou des dilutions pour une médecine vraiment « douce » (voir Infos p. 29).

→ **Gel d'aloe vera** Le trésor frais et généreux d'une plante incroyable qui a toujours la forme (voir Infos p. 29).

→ **Infusions/décoctions** Une boisson préparée avec de l'amour et du temps pour un premier apaisement (voir section p. 22).

DE BONS EXTRAITS MINÉRAUX
en un clin d'œil

Les minéraux aussi font du bien au naturel ! Contrairement à ce que l'on pense en soupesant un caillou, ils ne sont pas inertes et peuvent, sous forme de poudres à mélanger ou en compléments alimentaires, avoir un effet bienfaisant sur l'organisme. Pour être « au plus près de la Terre » et se faire du bien en toute simplicité...

→ **Argile** Un bon masque de beauté à l'argile, tout le monde connaît... Mais on peut faire plus ! Poudre de roche, terreuse, l'argile est capable d'absorber des toxines et de reminéraliser le corps. Imprégnée d'eau, elle devient masque, cataplasme ou pansement... Il existe plusieurs types d'argile dont les couleurs vont du blanc au rouge, en passant par le jaune et le rose... (voir Infos p. 31).

→ **Rhassoul** Cette argile un peu particulière vaut une explication à elle seule. Elle lave et redonne du volume aux cheveux comme un shampooing. C'est aussi une reine de la détox (voir Infos p. 32).

→ **Oligoéléments** Quand le minéral se fait nutriment, on parle d'oligoélément. Les oligoéléments sont nécessaires à la vie d'un organisme, en quantité faible. Certains sont « essentiels » : leur absence ou leur déficience est alors cause de problèmes de santé (c'est le fameux « manque de fer »). Les oligoéléments présents dans les aliments, les végétaux, peuvent suffire. Cependant, dans certains cas, il faut recourir à des compléments alimentaires à base d'oligoéléments pour se supplémenter et espérer un effet sur la peau, la forme, l'humeur, voire l'organisme tout entier.

2 L'AROMATHÉRAPIE

quèsaco ?

L'aromathérapie est presque une « invention française » car le mot a été employé pour la première fois par le chimiste René-Maurice Gattefossé dans les années 1930 ! Elle désigne l'utilisation d'huiles essentielles et d'essences (rigoureusement analysées pour la santé, la beauté ou le bien-être), pures ou diluées, par voie cutanée, orale ou en diffusion. Le but ? Prévenir ou traiter un large panel d'affections chez l'homme et les animaux, voire les plantes. Les huiles essentielles sont en effet des « bombes actives », tant au niveau de la destruction des foyers infectieux que de la gestion des troubles symptomatiques.

L'aromathérapie s'inscrit dans la même logique que la médecine allopathique avec les médicaments : une ou plusieurs molécules actives agissent directement sur un agent pathogène ou un symptôme. Ce n'est donc pas une méthode thérapeutique « douce » à proprement parler. Ceux qui en sont fans y voient la médecine du futur !
Chaque huile essentielle recèle, en effet, des dizaines de molécules actives contre une molécule (brevetée) pour un médicament. Une huile essentielle a donc plusieurs avantages :
→ elle peut être utilisée pour plusieurs pathologies ;
→ l'agent pathogène a du mal à développer une résistance au long terme, car la biochimie du remède est très complexe ;
→ il est impossible de la breveter, elle est disponible pour tous ceux qui savent distiller, purifier et commercialiser le produit.

Depuis une vingtaine d'années, l'aromathérapie s'est fait une place au soleil en tant que méthode thérapeutique complémentaire, mais elle reste aussi et surtout un pilier du bien-être au naturel :
→ dans le massage de détente ou le massage énergétique
→ dans les cabinets d'esthétique, pour un effet anti-âge ou minceur, ou tout simplement pour se relaxer
→ de plus en plus, en soins palliatifs ou en oncologie, pour aider à mieux supporter les traitements lourds ou la douleur.

AROMATHÉRAPIE LES ESSENTIELS

Pour parer aux bobos du quotidien, 5 huiles essentielles suffisent ! Abordables et faciles à trouver, vous pourrez déjà faire beaucoup avec :
HE de lavande aspic,
HE d'immortelle,
HE de tea tree,
HE de petit-grain bigarade,
essence de mandarine.
Reportez-vous aux parties 3, p. 83 et 4, p. 167 de ce livre pour en savoir plus.

3 HUILE ESSENTIELLE OU HUILE VÉGÉTALE : quelle différence ?

Une huile végétale est un corps gras liquide obtenu par pression d'un oléagineux (olives, noix, noisettes…). Elle s'utilise comme soin de base pour le massage, la beauté, pour apaiser la peau ou réchauffer le corps… et, bien entendu, dans la cuisine ou comme complément alimentaire (onagre, bourrache…).
Une huile essentielle, elle, est une essence aromatique… qui, malgré son appellation, ne contient aucun lipide ! Elle s'obtient par distillation à la vapeur d'eau de plantes aromatiques (lavande, basilic, origan).
L'huile essentielle s'utilise le plus souvent diluée, rarement pure, comme un actif dermocosmétique ou phytothérapeutique. Elle se mélange bien à tous les corps gras car elle est lipophile. Mais elle ne se mélange pas à l'eau. Voilà pourquoi on ne verse pas directement quelques gouttes d'huile essentielle pure dans le bain ; on les mélange, auparavant, à un excipient.

4 ET LES FLEURS DE BACH ?

Rien à voir avec les huiles essentielles et les extraits de plantes classiques ! Les « élixirs de fleurs de Bach » sont des extraits de fleurs sauvages fortement dilués dans une eau-de-vie (1 volume de « solution mère » pour 249 volumes de brandy bio). Ces produits ne contiennent pas d'« actifs » au sens où on l'entend habituellement en phytothérapie ou en médecine. Les essences de fleurs de Bach s'inscrivent, en effet, dans une thérapie alternative, plutôt énergétique, développée par le Dr Bach.

Une fabrication particulière

Les fleurs issues de plantes annuelles ou fragiles sont plongées dans de l'eau pure et mises au soleil (solarisation) pendant 3 ou 4 heures. La solution est ensuite filtrée et mélangée à parts égales avec du brandy bio à 40°, un mélange qui sera encore dilué dans l'alcool.
Les fleurs issues de végétaux ligneux sont mises à bouillir 30 minutes dans de l'eau pure. La solution est ensuite filtrée et mélangée à du brandy, avant d'être ensuite fortement diluée à l'alcool (1/250e).
Ces dilutions sont si fortes que les préparations peuvent sembler dépourvues de quoi que ce soit, hormis l'alcool ! Mais la pratique thérapeutique avec les fleurs de Bach ne vise pas tant l'action sur un microbe ou une fonction que la libération émotionnelle, pour s'ancrer, canaliser au mieux une émotion, se libérer…

5 LES HUILES VÉGÉTALES ET ESSENTIELLES, ça fait bon mélange ?

Oui, sans restriction ! Vous pouvez mélanger des huiles essentielles aux huiles végétales et *vice versa*. Le résultat ? Un soin ultrapersonnalisé : ainsi, quelques gouttes d'huile essentielle de lavande vraie dans de l'huile de noisette rendent cette dernière agréablement parfumée et capable d'apaiser une peau grasse sensible.

C'est l'évidence même, vous pouvez aussi mélanger les huiles végétales entre elles : par exemple, couper de l'huile de nigelle à parts égales avec de l'huile d'amande douce si vous trouvez cette huile trop active pour votre visage.

Retenez-le : lorsqu'on ne mélange que des huiles végétales, la plupart du temps c'est à parts égales, car le dosage d'éléments actifs n'est pas vraiment significatif. En revanche, quand on les associe à des huiles essentielles, celles-ci sont en très faible dosage car elles viennent influencer ou renforcer l'activité des huiles végétales. Par exemple, on ajoute souvent à 1 cuillerée à soupe d'huile d'arnica 2 ou 3 gouttes d'HE de gaulthérie couchée, pour la rendre encore plus anti-inflammatoire et décongestionnante en cas de foulure.

L'IMPORTANT EST DE RESPECTER LES PROPORTIONS DANS UNE RECETTE

Pour réaliser des soins efficaces tout en évitant accidents et erreurs, gardez à l'esprit les notions de dosage suivantes des huiles essentielles :

POUR UNE ACTION COSMÉTIQUE

On ajoute au maximum 3 gouttes d'HE par cuillerée à soupe d'HV (10 ml), ce qui correspond à environ 1 % de la formule.

POUR UNE ACTION DERMOCOSMÉTIQUE

C'est-à-dire une pénétration plus en profondeur dans le derme et la circulation superficielle, on ajoute 6 à 8 gouttes d'HE par cuillerée à soupe d'HV (10 ml), ce qui correspond à environ 3 % de la formule.

POUR UNE ACTION SUR LES MUSCLES, ARTICULATIONS, TENDONS ET ÉVENTUELLEMENT LES ORGANES

On ajoute 25 à 30 gouttes d'HE par cuillerée à soupe d'HV.

L'accompagnement d'un professionnel de la santé est cependant fortement recommandé en cas de pathologie. À ces doses, l'application ne peut être que locale.

6 UN MACÉRAT HUILEUX qu'est-ce que c'est ?

Ce terme désigne une catégorie bien particulière d'huiles végétales. Il s'agit d'une macération de fleurs, de feuilles, de graines ou de fruits dans de l'huile neutre (olive ou tournesol). Par exemple, on obtient l'huile de calendula, ou « macérat de calendula », en faisant macérer des fleurs de souci des jardins plusieurs semaines dans de l'huile neutre et stable. Pour vos macérats huileux, préférez la qualité bio et les huiles vierges de première pression à froid.

Réaliser son propre macérat

→ Procurez-vous des fleurs ou plantes bien aérées, si possible séchées récemment. Je privilégie les fleurs de souci (calendula), de millepertuis, d'arnica, de camomille, ou des gousses de vanille, des racines de gingembre...

→ Remplissez un bocal de plantes à hauteur avec de l'huile neutre et stable (olive, tournesol, noyaux d'abricot, sésame...). Fermez le bocal et laissez macérer à la lumière du jour durant 3 à 8 semaines selon les plantes.

→ Au bout de ce temps, filtrez l'ensemble : vous obtenez le macérat huileux.
Les macérats huileux s'utilisent comme les huiles végétales, mais rarement par voie orale.

7 TEINTURE MÈRE ET CIE : comment s'y retrouver ?

Teinture mère, macérats glycérinés, extraits fluides de plantes... il existe dans le commerce toutes sortes d'extraits de plantes à l'état liquide. Ces produits sont, pour la plupart, des compléments alimentaires à prendre en cure, ou ponctuellement sur les conseils d'un médecin phytothérapeute ou d'un naturopathe.

Les teintures mères

Ce sont des extraits de plantes fraîches obtenus en dissolvant les principes actifs du végétal grâce à l'alcool. Le produit est alcoolisé, mais on ne le prend qu'à raison de 50 à 150 gouttes par jour selon les cas, diluées dans de l'eau...
Les teintures mères conviennent aux adultes ; elles sont souvent déconseillées aux enfants, aux femmes enceintes ou à certaines personnes au vécu particulier. La teinture mère d'échinacéa est connue pour son action anti-infectieuse en cas de maux d'hiver ou troubles ORL et bénéficie de publications à ce sujet.

Les extraits fluides de plantes standardisés

Appelés plus couramment « EPS », ce sont des extraits de plantes fraîches à l'état fluide, mais sans alcool et sans sucre, à base de glycérine. Un adulte peut en prendre jusqu'à 1 cuillerée à café par jour selon les cas, pendant une période limitée.

Les macérats glycérinés

Il s'agit le plus souvent de macérats de bourgeons de plantes (voir p. 22).

8 BOURGEONS PAR-CI BOURGEONS PAR-LÀ…

La gemmothérapie est une branche de la phytothérapie qui recourt aux extraits de bourgeons. Ici, c'est toute l'énergie de l'arbre ou de la plante en devenir que le fabricant veut extraire ! Les bourgeons fraîchement récoltés sont mis à macérer dans de l'eau, de l'alcool et de la glycérine, donnant en fin de processus un macérat glycériné de bourgeon.

Les marques de gemmothérapie sont peu nombreuses. Mais on trouve de bons extraits de bourgeons en magasins diététiques ou bio, en herboristerie ou sur Internet (marques Herbiolys® et De Saint Hilaire®).

Les extraits de bourgeons existent en deux concentrations : ceux dits « concentrés » ou « macérats mères » sont à prendre à raison de 15 gouttes maximum par jour dans un peu d'eau.

Les autres, en général 10 fois moins forts et très dilués, peuvent se prendre en plus grande quantité, mais toujours sous les conseils d'un professionnel spécialisé en « gemmothérapie ».

BOURGEONS : LES ESSENTIELS

Bourgeons de cassis : *recommandé pour tous les états inflammatoires (articulations, forme) et les problèmes de peau chroniques.*

Bourgeons de figuier : *c'est l'ami des grands nerveux, des personnes qui souhaitent lutter contre le stress ou trouver un sommeil plus réparateur.*

Bourgeons de ginkgo : *c'est le plus impressionnant, à manier avec précaution car très actif sur la sphère circulatoire et cardio-vasculaire. Il est utilisé par certains thérapeutes pour prévenir des maladies neurodégénératives, ou, plus simplement, pour favoriser la mémoire et la forme.*

9 TISANES, INFUSIONS, DÉCOCTIONS

on se les concocte

Une tisane est une boisson bienfaisante à base de plantes infusées ou macérées dans l'eau.

Il en existe autant qu'il y a de plantes médicinales, et bien plus encore ! Selon la plante ou le mélange de plantes, la préparation varie, chacune ayant pour objectif de favoriser la libération des principes actifs de chaque plante.

Ainsi, la décoction convient mieux aux plantes ligneuses et aux racines (telle la réglisse), tandis que l'infusion est parfaite pour les plantes plus délicates (telle la camomille). L'infusion est aussi plus facile à réaliser au quotidien.
Les tisanes sont des remèdes doux, préventifs. Pour en profiter pleinement, reportez-vous à la partie 4 « Infusions et tisanes bien-être » p. 213.

L'infusion

Versez de l'eau frémissante (surtout pas bouillante !) sur des plantes séchées (en général, une grosse pincée par personne ou 2 g). Laissez infuser à couvert si possible. Le temps d'infusion dépend de la plante, en général de 5 à 8 minutes.
Petit plus par rapport au thé : le goût ou la qualité ne sont pas altérés, même si on la sse infuser longtemps. On peut d'ailleurs consommer la même tisane tout au long de la journée, froide ou simplement réchauffée.

La décoction

Mettez des plantes ou racines séchées dans une casserole d'eau froide, et portez à ébullition de 7 à 15 minutes. Laissez reposer et filtrez avant de déguster.

La macération

Les plantes trempent dans l'eau froide pendant plusieurs heures.

10 PLANTES DE MON JARDIN OU PLANTES SAUVAGES

puis-je les utiliser ?

Oui... et non. Vous ne pouvez utiliser des plantes sauvages que si vous êtes sûr qu'elles ne sont pas contaminées par des pesticides ou des impuretés. On les récolte donc uniquement à distance des champs cultivés et si possible en hauteur, ce qui limite fortement leur disponibilité.
Au jardin, bien entendu, vous pouvez utiliser vos plantes aromatiques - surtout si vous cultivez bio -, et les faire infuser dans de l'eau ou macérer dans de l'huile pour des préparations maison.

Attention

NE VOUS IMPROVISEZ PAS HERBORISTE !

Suivez plutôt les indications et recettes fournies dans un ouvrage de référence ou dans ce guide...

L'ESSENTIEL AU NATUREL

Comprendre pour ne pas faire de bêtises

Utiliser les huiles essentielles
sans commettre d'erreurs.
Bien comprendre les ingrédients naturels
et les adopter en toute confiance...
Tel est l'objectif de ces fiches.
À consulter sans limites !

LES HUILES ESSENTIELLES EXPLIQUÉES

Vous ne savez pas très bien ce qu'est une huile essentielle ? Une essence ? Des ingrédients précieux, essentiels au bien-être au naturel ! Vous les utiliserez souvent pour les bobos du quotidien et pour vos préparations cosmétiques. Alors, autant savoir de quoi on parle !

Stars de la santé au naturel, les huiles essentielles ne sont pas des huiles !

Elles ne contiennent ni corps gras, ni vitamines... En vérité, « essences » - c'est d'ailleurs ainsi qu'on les appelait au XIXe siècle - serait plus juste, puisque ce sont des extraits liquides de plantes aromatiques. Un extrait est très concentré : 100 % de molécules aromatiques et rien d'autre (pas d'eau, pas d'huile).

Très volatiles : laissez un flacon d'huile essentielle ouvert, et vous le trouverez vide au bout de quelque temps ! Pour obtenir une huile essentielle, on soumet une plante aromatique à la pression de la vapeur d'eau afin d'en extraire les molécules aromatiques présentes dans ses feuilles, ses fleurs ou encore son écorce. Par exemple, la distillation de fleurs de lavande vraie donne une huile essentielle composée de dizaines de molécules aromatiques dont le linalol et l'acétate de linalyle. Cette composition particulière de l'HE de lavande vraie (*Lavandula angustifolia*) en fait une essence à la fois assainissante (linalol) et calmante (acétate de lynalyle).

Utilisation

Les huiles essentielles s'utilisent le plus souvent par voie cutanée en tant qu'actifs, fortement diluées dans de l'huile ou de la crème, ou dans tout excipient adapté (miel, argile, gel d'aloe vera...).

→ Certaines peuvent se mettre pures sur la peau, mais en petite quantité et sur une zone très limitée.

→ Par voie orale, les huiles essentielles se prennent à raison de 1 à 6 gouttes par jour, sous forme de capsules ou dans un support neutre. Attention : cette prise orale est toujours à faire valider par un professionnel de la santé.

→ Enfin, il est possible de les diffuser, à l'aide d'un diffuseur, pour assainir ou parfumer l'atmosphère ambiante. Consultez impérativement la Fiche sécurité p. 27.

★ Les essences

Aujourd'hui, le terme « essence » est réservé aux extraits provenant des zestes d'agrumes. Les mandarines et autres Citrus ne sont pas distillés à la vapeur d'eau mais expressés pour en extraire les molécules aromatiques. On trouve parfois le terme « essence » pour la rose ou d'autres plantes aromatiques ; il s'agit dans ce cas d'huile essentielle. Mais le mot étant moins précis, mieux vaut s'informer sur la nature réelle du produit.

LES HUILES VÉGÉTALES EXPLIQUÉES

Huile d'olive, huile de noisette, huile de sésame, huile de noix... Vous les connaissez toutes ! Mais il existe des dizaines d'autres huiles végétales, trésors de bien-être...

Les huiles végétales sont extraites de plantes oléagineuses, par pression des fruits ou des graines (noix, noisettes, olives, etc.). Elles sont nombreuses, et toutes sont bienfaisantes pour nous ! Ces corps gras contiennent pour la plupart de précieux acides gras dits « essentiels », des vitamines, ainsi que des phytostérols capables de rendre l'huile active sur telle ou telle affection. **Notre organisme ne peut pas synthétiser les acides gras essentiels** (oméga 3, bons oméga 6...). C'est pourquoi nous devrions consommer, notamment, des huiles végétales, qui en sont une source précieuse. Par exemple, les huiles de lin, de périlla, de rose musquée, de cameline ou de colza contiennent une part intéressante d'oméga 3 et offrent des bienfaits à l'organisme entier si elles sont bien utilisées. Les phytostérols contenus dans une huile pourront varier en quantité mais leurs propriétés anti-âge, anti-inflammatoires ou cicatrisantes auront toujours une action. C'est le cas de l'huile de calophylle (provenant de la pression des noix de *Calophyllum inophyllum*), idéale pour les jambes à varicosités, les petites plaies et la couperose.

→

LES HUILES ESSENTIELLES en toute sécurité

Quelques règles en un clin d'œil pour profiter de l'aromathérapie en restant zen.

Pour un soin cosmétique d'usage quotidien

→ Dosez le produit à 3 % grand maximum (soit 3 ml d'huile essentielle pour 100 ml de produit). La concentration normale est de 1 % ; 3 % donnent au produit une action dermocosmétique et font passer les huiles essentielles dans la circulation sanguine.

Donc, on résume :
1 % pour les produits d'usage quotidien,
3 % pour les soins à action plus traitante.

1 ml d'HE équivaut à 25 gouttes environ

→ Chez la plupart des marques, même si cela dépend de l'huile en question, du compte-gouttes, de l'environnement et de la température. L'important est de respecter un dosage de 0 à 3 % pour vos cosmétiques Comptez donc toujours, au maximum, 6 à 8 gouttes d'HE par 10 ml de produit cosmétique (3 %).

Ne chauffez pas les HE

→ Ajoutez-les en fin de préparation.

Une huile essentielle n'est pas une huile : elle ne contient pas de lipides

→ Mais elle ne se mélange qu'à des substances grasses (huiles, crèmes, beurre) ou des produits pouvant en recevoir une petite quantité (miel, gel d'aloe vera, argile). Ainsi, pour un bain aromatique, vous les incorporerez à un dispersant : lait en poudre, miel, sels, avant de les verser dans l'eau (comptez 15 gouttes au maximum pour un bain adulte).

Femme enceinte ou allaitante ?

→ Pas d'huile essentielle pendant les 3 premiers mois de la grossesse, puis seulement en application cutanée et à un dosage cosmétique uniquement, hors abdomen, et exclusivement avec des HE bien tolérées : lavande vraie, camomille noble, ravintsara, bois de rose, bois de Hô, agrumes.

Pour le bébé ?

→ Pas d'huiles essentielles ! Seule exception : quand le traitement est prescrit par un médecin ; ce sera alors à un très faible dosage, avec quelques huiles essentielles seulement, et pour un enfant de plus de 6 mois.

→

LES HUILES ESSENTIELLES en toute sécurité

Shopping

→ Les huiles essentielles sont des produits souvent frelatés, coupés avec une autre huile ou de l'alcool. Assurez-vous de la pureté de votre huile essentielle et de sa naturalité avant l'achat.

Exigez toujours :
le nom latin complet
+ l'organe distillé
+ une indication sur la molécule biochimique la plus présente.

Achetez-les en pharmacie, herboristerie, magasin spécialisé ou sur Internet (voir www.slow-cosmetique.com).

À QUOI SERVENT LES HUILES ESSENTIELLES ?

Conservateurs

→ Lavandin, lavande vraie, lavande aspic, tea tree, niaouli, tous les mélaleuques, géranium, petit-grain bigarade...

Parfums

→ Agrumes, ylang-ylang, les lavandes, les myrtes, encens, patchouli...

Actifs traitants l'acné ou les imperfections

→ Romarin à verbénone, tea tree, palmarosa, niaouli, les lavandes, carotte sauvage ou cultivée...

Actifs anti-âge

→ Rose de Damas, bois de rose, bois de Hô, hélichryse italienne (immortelle), myrrhe...

Actifs peaux sensibles ou rougeurs

→ Ciste ladanifère, camomille allemande (matricaire)...

Assainissants et toniques des défenses naturelles

→ Lavande aspic, tea tree, ravintsara, eucalyptus radié...

Utilisation

→ Les huiles végétales s'utilisent pures sur la peau. On peut les mélanger entre elles, on peut aussi y ajouter des huiles essentielles pour renforcer leur action selon telle ou telle affection.

→ Par voie orale, elles sont inséparables d'un régime alimentaire équilibré, ajoutées en petite quantité à des légumes crus ou cuits notamment.

LES REMÈDES HOMÉOPATHIQUES EXPLIQUÉS

L'homéopathie, branche de la phytothérapie, a fait sa place dans nos pharmacies et nos cabinets médicaux. Cette thérapie repose principalement sur des extraits de plantes extrêmement dilués.

L'homéopathie est la reine des « médecines douces ». Rien à voir avec l'aromathérapie, où les huiles essentielles sont actives à « 100 % » de leur composition moléculaire ! Un remède homéopathique est basé sur la dilution d'une solution mère, à raison de 1 mesure pour 99 999 mesures d'alcool ou d'eau… au maximum. Les différents degrés de dilution sont exprimés en CH (centésimales hahnemanniennes, par référence à Samuel Hahnemann, le médecin allemand inventeur de l'homéopathie au XVIIIe siècle) et des actions différentes. Par exemple, 5 granules d'*Aconitum napellus* en 9 CH seront conseillés pour une fièvre, alors que pour une douleur nerveuse le même remède sera prescrit en 30 CH.

Utilisation

Les remèdes d'homéopathie ne sont pas abordés dans cet ouvrage. Leur utilisation respecte plusieurs principes (horaires, alimentation…) et nécessite l'encadrement d'un professionnel formé.

LE GEL D'ALOE VERA EXPLIQUÉ

Plante semi-désertique, réputée agir contre les brûlures, l'aloe vera entre dans la composition de nombreux soins médicinaux et cosmétiques. Zoom sur un gel végétal aux multiples vertus…

L'aloe vera est une plante dite « succulente » : elle est gorgée d'un suc visqueux, riche en nutriments et polysaccharides. Les deux espèces d'aloe les plus usitées en cosmétique sont *Aloe barbadensis* et *Aloe ferox*. Le suc extrait de la plante donne, au terme d'un processus de filtrage et autres opérations douces, le « jus » d'aloe vera. Ce liquide peut être consommé tel quel par voie orale ou intégré dans des cosmétiques. Le plus souvent, il est épaissi avec

une gomme pour obtenir le fameux « gel d'aloe vera », facile à masser sur la peau ou à formuler dans des préparations beauté.
Le bon gel d'aloe vera est composé du mucilage clair, originellement présent dans la plante.
Il a des propriétés très humectantes, cicatrisantes, hydratantes et adoucissantes.
Si vous possédez un aloe vera chez vous, vous pouvez être tenté de récolter ce mucilage directement, en coupant une feuille.
C'est possible, à condition qu'il s'agisse bien de la bonne espèce et en veillant bien à ne pas récolter le latex, la sève jaune au plus près des feuilles, qui peut être irritante pour la peau ! Mais il est plus simple, et plus sécurisant, de faire confiance à un gel d'aloe vera cosmétique prêt à l'emploi et de bonne qualité.

Il existe aussi, dans le commerce, du jus d'aloe vera. Il s'agit d'un produit 100 % aqueux, qui ne doit pas être confondu avec le gel.
Le jus d'aloe se boit et il n'a que peu d'applications en beauté. Grâce à ses nombreuses vertus, le gel d'aloe vera peut s'utiliser de différentes manières.

Utilisation

→ Pour une émulsion hydratante minute, frottez dans vos mains 1 cacahuète de gel d'aloe vera avec 2 gouttes de votre huile végétale de beauté ; vous obtenez un soin express, qui peut remplacer votre crème de jour ou de nuit sans souci !

→ Comme pansement végétal : appliquez-le pur, en couche épaisse, sur la peau égratignée, irritée, brûlée par un coup de soleil ou de chaleur. Un vrai bienfait apaisant !

→ En Slow Cosmétique, on utilise le gel d'aoe vera pur ou mélangé à un tout petit peu d'huile sur les cheveux propres mouillés ; il joue alors le rôle d'un après-shampooing démêlant. Appliqué pur, sur des cheveux secs, il peut remplacer un soin quotidien fixant et coiffant.

→ Pur, on l'utilise encore comme ingrédient humectant dans les émulsions : mélangé à de l'eau, de l'huile et un émulsifiant, il permet la confection de crèmes cosmétiques maison.

SHOPPING MALIN

La Slow Cosmétique recommande l'emploi du vrai gel d'aloe vera, c'est-à-dire le suc d'aloe vera avec l'adjonction d'un épaississant. C'est tout ! Mais pas facile d'en trouver dans le commerce.
Exigez la mention Slow Cosmétique ou vérifiez la liste INCI : elle doit commencer par Aloe vera barbadensis Miller *ou* Aloe ferox.
Si elle commence par aqua, *il s'agit alors d'un gel à base d'eau, dans laquelle on a solubilisé de la poudre d'aloe vera ; on épaissit ensuite le produit et on y met des conservateurs. Plus très naturel, tout ça !*

L'ARGILE EXPLIQUÉE

En poudre surfine, en bloc ou en galets, parfois même en tube ; verte, blanche, jaune ou rouge… l'argile se présente sous diverses formes. Sèche ou mélangée à de l'eau, elle a plus d'un tour dans son sac !

On désigne par le terme « argile » des roches sédimentaires, constituées de particules fines (de l'ordre du micron), composées principalement de silicates d'aluminium en feuillets. Il existe différents types de minéraux argileux :

- la kaolinite donne une argile blanche fine et douce, utilisée en céramique mais aussi en cosmétique (acné, peau sensible) ;
- les illites donnent des argiles vertes, jaunes ou blanches, employées notamment dans l'industrie ; la plus connue – et recommandée en bien-être au naturel – est la montmorillonite verte ;
- sans compter l'argile smectique grise (très absorbante et saponifère à la fois), la glauconie, les chlorites… Vous l'aurez compris, la liste est longue !

Utilisation

L'argile possède des propriétés nettoyantes, absorbantes et même adsorbantes, c'est-à-dire capables d'échanger avec un tissu, absorbant ce qui doit être éliminé et apportant ce qui manquait. Pour ces raisons, on s'en sert pour :

- nettoyer un tissu, un lieu, un objet ;
- réguler les sécrétions sébacées de la peau, la purifier ;
- laver les cheveux ;
- réguler la digestion, lutter contre le reflux gastrique ;
- apaiser l'inflammation d'une articulation ou d'un muscle ;
- absorber des graisses ;
- reminéraliser.

→ Mouillez l'argile avec de l'eau ou de l'eau florale : vous obtenez un masque ou un cataplasme à appliquer sur une zone du corps ou du visage ; attention à ne pas le laisser sécher, il doit rester bien humide pour être actif. Dans le cas d'un cataplasme, mieux vaut, pour préserver cette humidité, faire un bandage avec un tissu.

→ À sec, procédez à de légers « poudrages » pour remplacer le talc antigratouilles ou comme déo douceur.

→ En poudrage sur la peau mouillée, vous obtenez un lait exfoliant et nettoyant, ou un shampooing doux.

→ Mélangez une petite quantité de poudre dans un verre d'eau, laissez reposer toute la nuit, et buvez l'eau d'argile (sans remuer le dépôt qui s'est formé !) : elle purifie le corps et, surtout, diminue l'acidité ou le reflux gastrique.

→ En bloc, utilisez-la comme détachant : la terre de Sommières, vous connaissez ?

→ Enfin, usez et abusez d'elle dans vos savons, gommages ou baume faits maison !

ÉVITEZ LE MÉTAL

Pour manipuler l'argile, préférez les ustensiles en bois ou en verre.

NE RÉUTILISEZ PAS L'ARGILE

Elle ne sert qu'une fois.

ACHETEZ L'ARGILE SOUS LA BONNE FORME

- **Concassée en morceaux,** *elle est idéale pour préparer des cataplasmes (pensez, au préalable, à la mouiller et à la laisser reposer avant emploi) ;*
- **surfine ou ultraventilée,** *elle est plutôt destinée aux soins cosmétiques du visage ou du corps, ou aux poudrages ;*
- *on trouve aussi des* **tubes de pâte** *d'argile prête à l'emploi, très pratiques.*

Reportez-vous à mes recettes et astuces en partie 2 p. 65.

LE RHASSOUL EXPLIQUÉ

Depuis des siècles, le rhassoul est employé pour le nettoyage et le soin des cheveux et de la peau, en Afrique du Nord. C'est un ingrédient traditionnel et incontournable du hammam...

Le rhassoul, minéral argileux extrait des montagnes de l'Atlas, au Maroc, nettoie selon d'autres principes que les shampooings et savons classiques à base de tensioactifs. Mélangé à l'eau, il gonfle pour former un gel à la consistance bien agréable.

Comme toutes les argiles, il est composé de très fines particules, qui favorisent sa capacité échangeuse : tel un buvard, il absorbe les impuretés et les graisses superflues, qui partiront ensuite au rinçage. Ce processus très doux de lavage n'abîme pas le film hydrolipidique qui protège l'épiderme et le cuir chevelu comme des tensioactifs trop agressifs peuvent le faire. Il n'irrite pas non plus les glandes sébacées. Pour ces raisons, le rhassoul est apprécié par les tenants des cheveux crépus et le mouvement nappy (qui consiste à laisser ses cheveux afros et frisés au naturel).

Utilisation

Un bon rhassoul, si possible gris et ultrafin, vous permet :
- un lavage en douceur de la peau et des cheveux ;
- des masques onctueux purifiants ;
- des cataplasmes ciblés.

→ Versez dans un bol la poudre de rhassoul (1 à 3 cuillerées à soupe) et versez très progressivement de l'eau, en remuant, pour obtenir une pâte ni trop épaisse, ni trop liquide. Massez le corps ou les cheveux humides avec cette pâte et laissez agir 2 minutes avant le grand rinçage.

→ Sans supprimer totalement vos shampooings et gels douche habituels, accordez à votre peau, de temps à autre, une détox. Par exemple, après 4 lavages successifs, procédez à un lavage au rhassoul.

→ En augmentant un peu plus fortement la dose de rhassoul, vous pouvez vous faire un peeling du visage aussi efficace que doux. Incorporez le rhassoul dans de l'hydrolat de rose pour obtenir une pâte assez épaisse, ou ajoutez-le à une crème ou un gel. Massez longuement votre visage, sans frotter trop fort, puis rincez.

10

HUILES VÉGÉTALES ET ESSENTIELLES

Leurs propriétés

10 HUILES VÉGÉTALES

Voici 10 huiles végétales utilisées couramment en beauté au naturel.
Reconnues pour leurs propriétés, équivalentes ou supérieures aux produits industriels, elles sont également souvent d'un bon rapport qualité/prix.

NOM COMMUN	PRIX*	QUALITÉS	TEXTURE ET COULEUR	ODEUR	INDICATIONS LES PLUS RECONNUES DE L'HUILE VIERGE
1 AMANDE DOUCE	€	Douce et bien tolérée par tous pour hydrater et apaiser la peau.	Huile jaune pâle. Pénétration moyenne. Légèrement comédogène, et donc à éviter pour les peaux grasses.	Discrète, rappelle l'amande.	Démaquillage, grossesse et bébés, croûtes de lait, eczéma, peau très sèche ou irritée.
2 ARGAN	€€€	Huile anti-âge réparatrice et protectrice cutanée, riche en vitamines et antioxydants.	Huile jaune pâle. Pénètre bien.	Discrète si de bonne qualité, rappelle la noix grillée, et chez certains nez la terre ou la chèvre.	Soins cosmétiques anti-âge, massages bien-être, crevasses et gerçures, eczéma, psoriasis, gastronomie.
3 AVOCAT	€€	Très hydratante, pour le corps, les cheveux et le visage.	Huile verdâtre. Pénétration moyenne.	Discrète et neutre.	Peau en manque d'élasticité, peau atone, cheveux secs ou cassants, massages raffermissants.

* € = prix inférieur à un produit aux vertus similaires issu de l'industrie synthétique ou chimique ; €€ = prix équivalent à un produit aux vertus similaires issu de l'industrie synthétique ou chimique ; €€€ = prix supérieur à un produit aux vertus similaires issu de l'industrie synthétique ou chimique.

10 HUILES VÉGÉTALES

NOM COMMUN	PRIX*	QUALITÉS	TEXTURE ET COULEUR	ODEUR	INDICATIONS LES PLUS RECONNUES DE L'HUILE VIERGE
4 CALENDULA	€€	Le plus doux des macérats aux vertus anti-inflammatoires, antiallergiques et antiprurigineuses ; l'ami de bébé et des peaux sensibles	Huile jaune pâle. Pénétration moyenne.	Discrète et neutre.	Allergies cutanées, eczéma, rougeurs et irritations, peau sèche et/ou sensible, soins de bébé, douleur localisée légère, piqûre ou morsure, coup de soleil.
5 CALOPHYLLE	€€	Une vraie trousse à pharmacie à elle toute seule !	Huile verdâtre. Dépôts possibles. Pénétration moyenne. Solide en dessous de 14 °C.	Texture un peu épaisse. Odeur forte, rappelle le curry ou le café.	Couperose, rougeurs, cicatrices récentes ou anciennes, plaies, vergetures, varices, drainage lymphatique, jambes lourdes, douleurs articulaires ou musculaires, acné...
6 JOJOBA	€€€	Cire végétale liquide proche du sébum humain, qui permet toutes les applications cosmétiques.	Cire liquide jaune doré. Solide en dessous de 14 °C. Pénètre bien.	Discrète et neutre.	Hydratation tout type de peau, protection de la peau (UV, intempéries, vieillissement), régulation de la production sébacée (peau grasse).

* € = prix inférieur à un produit aux vertus similaires issu de l'industrie synthétique ou chimique ; €€ = prix équivalent à un produit aux vertus similaires issu de l'industrie synthétique ou chimique ; €€€ = prix supérieur à un produit aux vertus similaires issu de l'industrie synthétique ou chimique.

10 HUILES VÉGÉTALES

NOM COMMUN	PRIX*	QUALITÉS	TEXTURE ET COULEUR	ODEUR	INDICATIONS LES PLUS RECONNUES DE L'HUILE VIERGE
7 KARITÉ	€€	Beurre végétal fondant, favori des mamans africaines pour la beauté et la santé de leur famille.	Beurre solide jaune pâle. Blanc si raffiné. Pénètre bien si massé.	Discrète si de bonne qualité, rappelle le beurre de ferme.	Peau sèche, cheveux secs ou frisés, protection (UV, intempéries, coups), prurit, crevasses, vergetures.
8 NIGELLE	€€	Huile de l'élite en Égypte ancienne. Mahomet disait qu'elle « soigne de tout, sauf de la mort ».	Huile jaunâtre ou verdâtre. Pénètre bien.	Forte, rappelle le cumin ou l'essence.	Acné, eczéma et psoriasis, zona, chute de cheveux, protection anti-âge, allergies respiratoires...
9 ONAGRE	€€€	Meilleure amie de la femme dès 40 ans, et de toutes les peaux en souffrance.	Huile jaunâtre tirant sur le marron. Pénétration moyenne.	Plutôt forte, âcre ou rance. Difficile à conserver.	Ménopause, états inflammatoires, eczéma et psoriasis, prévention cardio-vasculaire, cholestérol, sécheresse vaginale, allergies.
10 ROSE MUSQUÉE	€€€	Grand classique anti-âge pour la peau et l'organisme.	Huile orangée. Pénétration moyenne. Risque de taches.	Discrète, rappelle la terre ou le végétal.	Peau mature, vergetures, crevasses.

* € = prix inférieur à un produit aux vertus similaires issu de l'industrie synthétique ou chimique ; €€ = prix équivalent à un produit aux vertus similaires issu de l'industrie synthétique ou chimique ; €€€ = prix supérieur à un produit aux vertus similaires issu de l'industrie synthétique ou chimique.

10 HUILES ESSENTIELLES

Voici 10 huiles essentielles qui s'utilisent régulièrement en cosmétique naturelle ou pour les bobos du quotidien. Optez uniquement pour celles qui comportent : le nom latin complet + l'organe distillé + une indication sur la molécule biochimique la plus présente.

NOM COMMUN (SCIENTIFIQUE)	INDICATIONS LES PLUS RECONNUES	REMARQUES ASTUCE
1 CAMOMILLE NOBLE (*Chamaemelum nobile*)	Réputée anti-inflammatoire et calmante ; apaiserait l'acné, l'acné rosacée, les rougeurs et les démangeaisons en tout genre.	1 goutte sur un sucre, à sucer au coucher pour faciliter l'endormissement (dès 12 ans).
2 CISTE LADANIFÈRE (*Cistus ladaniferus*)	Réputée antirides et antirougeurs ; huile essentielle des peaux sensibles par excellence. Odeur particulière, qui n'est pas appréciée par tous, mais qui se marie à merveille avec le géranium. Huile documentée comme hémostatique : peut être utilisée en cas de petite coupure ou de saignement de nez pour arrêter l'écoulement.	6 gouttes dans un pot de crème neutre de 50 ml = une crème antirides ou un après-rasage cicatrisant.
3 CITRON ZESTE (*Citrus limonum*)	Lyse, c'est-à-dire « casse », les graisses, détoxifie et assainit. À ajouter dans les soins pour cheveux gras, pour peau grasse ou pour les huiles de massage anticellulite.	1 goutte sur la dose de dentifrice au quotidien blanchit les dents. Attention, cette essence est photosensibilisante : éviter le soleil après son utilisation sur la peau.
4 IMMORTELLE (*Helichrysum italicum*)	Reine de l'aromathérapie. « Anti-hématomes », efface les varicosités sur les jambes, la couperose, les bleus et les bosses. Favorise aussi la cicatrisation et a un effet antirides.	Dès 5 ans, 3 gouttes pures sur un coup préviennent l'apparition d'une bosse et réduisent le bleu.

Demandez toujours conseil à un professionnel avant d'utiliser une huile essentielle pour la première fois. En cas de doute, ne l'utilisez pas pure, et ne dépassez pas 6 gouttes par jour au total sur la peau d'un individu de plus de 6 ans.

NOM COMMUN (SCIENTIFIQUE)	INDICATIONS LES PLUS RECONNUES	REMARQUES ASTUCE
5 LAVANDE VRAIE OU FINE OU OFFICINALE (*Lavandula angustifolia*)	La bonne à tout faire de l'aromathérapie ! Convient à tous, détend. Surtout assainissante, capable d'atténuer les boutons vite et bien. Ses propriétés cicatrisantes ont également été démontrées.	Une douche relaxante ? 3 gouttes dans la dose de gel douche neutre sans parfum.
6 LAVANDE ASPIC (*Lavandula spica*)	Lavande de plus basse altitude que la vraie. Camphrée, apaise les brûlures légères et peut être ajoutée à une huile de massage antidouleur. Calme très efficacement les piqûres de moustiques ou d'insectes à venin… d'où son nom.	Dès 5 ans, 3 gouttes pures sur une piqûre ou un coup de soleil à plusieurs reprises pour apaiser et atténuer les démangeaisons.
7 MENTHE POIVRÉE (*Mentha x piperita*)	A des propriétés antalgiques grâce à son effet glaçon. Ne convient pas aux femmes enceintes mais reste l'ingrédient incontournable pour apaiser le prurit, les jambes lourdes ou les petites douleurs.	Dès 12 ans, 2 gouttes sur les tempes ou la nuque pour apaiser le mal de crâne ou la tête lourde pendant le travail.
8 NIAOULI (*Melaleuca quinquenervia viridiflora*)	Cousine du fameux tea tree auquel on peut le substituer. Assainit la peau à tendance acnéique. Certains l'utilisent en cas de bouton de fièvre dès les premiers picotements pour éviter la catastrophe. Sert à beaucoup de choses en lien avec l'immunité.	Un vilain bouton non identifié ? Dès 12 ans, 1 goutte pure sur le bouton à 6 reprises pendant la journée, et bye-bye !
9 PETIT-GRAIN BIGARADE (*Citrus aurantium ssp. amara* o.p. feuilles)	Les feuilles de l'oranger donnent une huile essentielle très agréable qui convient à la détente du corps et de l'esprit autant qu'aux soins destinés aux peaux grasses ou sensibles. Un antistress majeur !	Quelques gouttes sur le tapis de la voiture donnent une bonne odeur de vacances à l'habitacle et participent à la sérénité.
10 ROMARIN À VERBÉNONE (*Rosmarinus officinalis CT verbenone*)	Romarin précieux à rare, dont la meilleure essence vient de Corse. Utile pour traiter les problèmes des peaux à tendance acnéique, les pellicules grasses ou les capitons disgracieux (cellulite).	Peau trop grasse qui brille tout le temps ? 2 gouttes dans une dose de masque à l'argile blanche matifient le teint !

Faites confiance à la mention « Slow Cosmétique ». Elle est attribuée à certains produits qu'on trouve vendus en direct par le fabricant ou sur www.slow-cosmetique.com. Il ne s'agit pas d'un label mais d'une récompense décernée par les bénévoles de l'AISBL Slow Cosmétique. Préférez ces produits : vous soutenez un fabricant engagé qui se préoccupe de votre beauté et de votre santé ! Aromatic Référence®, Bioflore®, De Saint Hilaire®, Essenciagua®, ou encore ENC® sont des marques dignes de confiance.

SHOPPING

ESSENTIEL

pour le bien-être au naturel

Vous avez presque tout
dans votre cuisine !
Mais un shopping essentiel
s'impose avant de vous lancer.

QUELS USTENSILES ?

Mes ustensiles à tout faire

Vous avez déjà de quoi conserver vos produits et préparations. Mais vérifions !

- → Flacons en verre ambré ou bleuté, anti-UV / flacons récupérés et désinfectés
- → Bocaux en verre
- → Théière ou tisanière pour infusions
- → Filtres à café ou filtres à thé
- → Pilon et mortier
- → Salière en métal
- → Entonnoirs
- → Cuillères doseuses : cuillères à soupe (15 ml et 10 ml), cuillères à café (5 ml)
- → Seringues graduées (au millilitre près !) jetables.

Mes ustensiles cosméto

Vous pouvez fabriquer bien des cosmétiques avec une fourchette propre, une jatte, un bécher à bec verseur, un entonnoir et un flacon... Mais si vous aimez cela, mettez toutes les chances de votre côté pour réussir vos recettes beauté maison. L'attirail est tout à fait abordable...

NE VOUS IMPROVISEZ PAS COSMÉTOLOGUE !

Suivez les recettes données ici ou dans d'autres ouvrages de Julien Kaibeck sur la Slow Cosmétique, ou encore dans tout autre livre de recettes cosmétiques dont les avis de lecteurs vous rassurent !

MA SHOPPING-LIST « cosméto maison »

- **1 ou 2 bols en Inox ou en verre avec bec verseur :** pour fouetter une émulsion avant de la verser dans un contenant.
- **Des contenants gradués (béchers) de 10 ml à 500 ml :** pour bien mesurer chaque ingrédient avant de les mélanger.
- **1 bol/1 jatte en Pyrex** (qui résiste à la cuisson) : pour chauffer la phase grasse (les huiles) et d'éventuelles cires lorsqu'on fabrique des baumes ou des crèmes.
- **1 ou 2 casseroles** dédiées à la cosmétique uniquement.
- **Des flacons et pots vides et désinfectés :** en verre, en plastique PET ou PP, si possible anti-UV.
- **1 entonnoir de petite taille :** en fonction de vos flacons.
- **1 seringue graduée de 10 ml au plus :** pour prélever des liquides visqueux.
- **1 compte-gouttes** de pharmacie.
- **1 bain-marie ou 1 chauffe-biberon** avec accessoires : à réserver aux émulsions.
- **1 petit fouet**
- **1 spatule**
- **De l'alcool à 70°** au moins.
- **1 mini-spray** adapté.
- **Des gants et lunettes de protection :** pour le savon uniquement.
- **1 balance de précision** (au milligramme près).
- **Des cires émulsifiantes végétales** et/ou de la cire d'abeille.
- **Des moules en silicone** (facultatif) : pour fabriquer galets de massage ou savons maison.

Vous trouverez certains ustensiles et ingrédients en droguerie, pharmacie, magasins bio ou boutiques d'accessoires de cuisine. Pour le reste, groupez vos achats sur un site Internet spécialisé. Voyez www.slow-cosmetique.com pour les bonnes adresses blogs et shopping.

OÙ ACHETER ?

Bonne nouvelle ! On trouve des produits naturels un peu partout. Mais attention, certains se présentent comme naturels alors qu'ils ne le sont que partiellement. C'est le fameux « greenwashing ». Certains commerces sont aussi moins adaptés que d'autres... Évitez toute déception avec ces quelques pistes.

Hyper ☹ et supermarchés ☹

L'offre est de plus en plus large pour l'alimentaire en bio, mais **les produits purement naturels et les cosmétiques bio se font rares.** Quant aux éventuels extraits de plantes ou compléments alimentaires, ils sont soit inexistants, soit de piètre qualité.

Magasins bio 😊

Avec eux, on est gâté ! On trouve presque tout pour une assiette et une trousse de beauté nickel. C'est un lieu de choix pour votre shopping bien-être. Vous y trouverez des plantes séchées, des fruits secs, des compléments alimentaires dignes de ce nom, et bien entendu des cosmétiques sains. Petit bémol : il vaut mieux savoir ce que vous cherchez, car le personnel formé aux cosmétiques n'est pas toujours là le jour où vous venez.

Pharmacie 😐

L'offre de produits naturels est importante mais peu accessible. Il faut souvent commander telle ou telle huile qui n'est pas en stock, voire tel ou tel extrait de plante. L'avantage ? Certains pharmaciens sont bien formés à la phytothérapie et peuvent proposer des alternatives vraiment intéressantes.

Parfumerie 😖

Hélas ! les produits naturels ou bio n'y ont presque aucune place. Vous n'y trouverez rien de sérieux pour le bien-être au naturel... sauf si vous aimez les paillettes et la poudre aux yeux.

Internet 😆

Les offres de solutions naturelles pour la beauté et la forme sont impressionnantes. C'est le lieu idéal pour votre shopping bien-être vraiment naturel. Beaucoup de sites sont dignes de confiance et proposent des produits naturels en toute transparence et dans le respect de la qualité. Fiez-vous à la transparence de l'information donnée sur le produit, ainsi qu'aux labels des produits, qui doivent être connus du public.

COMMENT ACHETER ?

Faites confiance aux labels bio reconnus !

Ces labels sont une façon facile d'identifier les produits naturels qui ne contiennent pas d'ingrédients polémiques pour la santé ou l'environnement. Les chartes bio interdisent, en effet, l'usage de matières synthétiques et pétrochimiques dans les cosmétiques, ainsi que bon nombre de composants douteux pour la santé dans les produits de consommation.

Côté cosmétique : tous les cosmétiques bio ne sont pas sans reproche, mais ils ne contiennent jamais de dérivés pétrochimiques, de plastiques et polymères, ou d'ingrédients de pure synthèse. Identifiez la présence d'un label bio reconnu avant d'acheter. C'est un minimum pour vous libérer des faux-semblants de la cosmétique.

Voici quelques logos courants :

NATURE & PROGRÈS · ECO CERT® COSMÉTIQUE BIOLOGIQUE · COSMÉTIQUE BIO CHARTE COSMEBIO® · Mention SLOW COSMÉTIQUE Lauréat · WWW.NATRUE.ORG

★ Pas de label sur votre produit cosmétique ?

Il n'est pas forcément mauvais ni synthétique. Mais assurez-vous de la qualité de sa composition en lisant la liste des ingrédients « INCI », qui figure obligatoirement sur l'emballage.

Côté alimentaire : les produits issus de l'agriculture biologique portent le logo « Agriculture biologique » ou le logo bio européen (reconnaissable à la feuille étoilée sur fond vert).

AB AGRICULTURE BIOLOGIQUE

Moins mais mieux : consommer en beauté

N'avez-vous pas envie d'une cosmétique plus sensée ? De consommer les produits de beauté et de bien-être autrement ? L'AISBL (Association internationale sans but lucratif) Slow Cosmétique milite pour que nous sachions ce qu'ils contiennent vraiment. Elle prône une cosmétique plus vraie : sans faux-semblants, sans pétrochimie, sans ingrédients polluants ou polémiques pour la santé.
Depuis 2013, les bénévoles de l'association félicitent les marques qui s'engagent pour des formules plus naturelles sans ingrédients critiquables, allant même jusqu'à examiner le discours marketing de la marque récompensée : il doit être raisonnable et transparent. À ce jour, plus de 80 marques ont été récompensées pour leur engagement écologique et éthique (entre autres, Bioflore®, De Saint Hilaire®, Herbiolys®, Essenciagua®, Altéarah®...) !

SLOW COSMÉTIQUE

Leurs produits portent la mention « Slow Cosmétique » et sont dignes de vos salles de bains. Ils sont disponibles en magasins bio, sur certains marchés ou sur la marketplace www.slow-cosmetique.com !

DÉCRYPTER
les étiquettes cosmétiques

Voici une *check-list* à mémoriser lors de vos achats. Vous éviterez ainsi les ingrédients qui fâchent.

→ **Repérez la liste INCI sur l'emballage** avant d'acheter. Les ingrédients sont cités dans leur ordre décroissant. Intéressez-vous aux 6 premiers (ce qui représente environ 70 % de la formule). Si vous y trouvez un composé synthétique ou pétrochimique, éliminez !

→ **Pas envie de vous tartiner de pétrole ?**
Évitez les huiles minérales : *Paraffinum liquidum, Cera microcristallina, Mineral Oil, Petrolatum...* Le bilan écologique est désastreux, et elles n'apportent rien à la peau !

→ **Vous avez la peau sensible ?**
Évitez les ingrédients irritants, les parfums synthétiques, les alcools et alcools gras : BHT, triclosan, lanoline, methyl/propyl/caprylyl -alcohol, alcool cétylique ou stéarique, terminaisons en -eth et Sodium laureth sulfate, méthyl- ou x- isothiazolinone, parfum...

→ **Vous avez l'âme écolo comme moi ?**
Évitez les ingrédients polluants et les silicones : diméthicone, cyclohexasiloxane... + terminaisons en -one ou -oxane, EDTA, -ylphénol, PEG, PPG.

→ **Envie d'un produit sain et doux ?**
Certains ingrédients sont polémiques pour la santé ou l'environnement. Évitez-les : méthyl-, ethyl- et butylparaben, phénoxyéthanol, formol-, quaternium-15, DMDM Hydantoin, benzophénone...

→ **Envie d'éviter les perturbateurs endocriniens ?** Il y en a beaucoup dans les cosmétiques non certifiés.
Voici un aide-mémoire... **Sont à proscrire :**

- les parabènes, et surtout les méthyl-propyl- ethyl- et butylparabène
- le phénoxyéthanol
- le triclosan et le BHA, des conservateurs
- les filtres UV synthétiques : benzophénone, oxybenzone et consorts...
- les phtalates, et surtout le phtalate de diéthyle (ou diethylphtalate) et les noms composés avec phtalic acid. Attention, on trouve des phtalates dans les parfums synthétiques.

Le mot « parfum » ou « fragrance » dans une liste INCI désigne un parfum synthétique. Les parfums et eaux de toilette de luxe de grandes marques en contiennent presque tous !

MON BIEN-ÊTRE COMMENCE dans le PLACARD

LE BICARBONATE DE SOUDE

Grâce à Ernest Solvay (un Belge !), qui mit au point le procédé industriel portant son nom, le bicarbonate de soude a connu le succès que l'on sait. Entre sel et craie, ce produit au nom barbare multiplie les emplois... Très naturel, biodégradable, c'est un incontournable au quotidien !

Le bicarbonate de soude, qu'est-ce que c'est ?

Le bicarbonate de sodium, plus couramment appelé « bicarbonate de soude », est une composition originale de sels alcalins, d'eau et de CO_2. Uniquement soluble dans l'eau, 100 % écolo, biodégradable et non toxique, c'est un produit également très bon marché. Il est traditionnellement connu en pâtisserie pour être une « poudre à lever », d'où le terme anglais *baking soda*. Dans la liste des ingrédients entrant dans les pâtisseries industrielles, il est repérable sous la mention « carbonate de sodium ». Son pH basique fait de lui une excellente substance tampon, qui absorbe les mauvaises odeurs du réfrigérateur... ou celles de la transpiration, et qui neutralise également l'acidité gastrique comme celle d'une sauce tomate ! Agent nettoyant ou blanchissant, adoucisseur d'eau, élément de gommage extrafin, aux usages culinaires et beauté, le bicarbonate de soude alimentaire intervient dans 1 001 choses au quotidien.

On le trouve dans le commerce sous différentes formules.

SEUL LE BICARBONATE ALIMENTAIRE

convient aux usages cuisine et beauté.

À la cuisine

Neutraliser les odeurs

→ Déposez 2 ou 3 cuillerées de bicarbonate dans une coupelle et placez-la dans le réfrigérateur : finies les mauvaises odeurs, elles sont absorbées ! Faites de même en saupoudrant 1 pincée dans la poubelle ou dans un cendrier.

→ Et tant que vous y êtes, pensez aux chaussures (vous aspirerez le bicarbonate le lendemain matin) ou dans la litière du chat (comptez alors 1 tasse par litière).

Laver les légumes

→ Lorsque vous lavez des légumes, ajoutez directement dans l'eau ou sur une brosse douce à légumes un peu de bicarbonate : lavage optimal garanti !

→ En ajoutant 1 cuillerée à café de bicarbonate dans l'eau de cuisson, vous préservez la belle couleur des légumes et accélérez le temps de cuisson.

Détacher et nettoyer

Légèrement abrasif et assainissant, le bicarbonate permet de réaliser un spray nettoyant aux multiples usages.

→ Dans un flacon spray de 500 ml environ, mélangez dans l'ordre 1 petit verre de vinaigre blanc (à peine 10 cl), de l'eau pour compléter la bouteille presque à fond (soit 39 cl), 1 cuillerée à soupe rase de bicarbonate et, en option, 1 à 2 cuillerées à café de produit vaisselle ainsi que 4 gouttes d'HE de lavandin. Agitez sans fermer la bouteille car cela mousse fort. Une fois l'effervescence passée, fermez la bouteille ! Facile à utiliser, ce liquide est parfait pour nettoyer tous les éléments de la cuisine (plan de travail, carrelages et joints, évier, poubelle, frigo, four...) avec une éponge.

★ Attention aux éclaboussures !

Ne versez pas directement du bicarbonate dans du vinaigre et ne fermez pas la bouteille tout de suite : la réaction chimique acide-base provoque une forte effervescente qui pourrait vous éclabousser !

À table

Lutter contre l'acidité gastrique

→ ½ cuillerée à café de bicarbonate de soude dans ½ verre d'eau apaise rapidement les aigreurs d'estomac et facilite la digestion. Si le goût un peu salé vous déplaît, ajoutez encore de l'eau.

Prendre parfois un peu de bicarbonate de sodium alimentaire pour faciliter une digestion difficile ou l'acidité gastrique ponctuelle ne pose pas de problème. Mais les personnes malades qui ont interdiction de consommer du sel ou dont la pression artérielle est chroniquement très haute (hypertension aiguë) doivent prendre l'avis de leur médecin.

À la salle de bains

Déodorant naturel

→ Un peu de bicarbonate frotté sous les aisselles ou sous les pieds propres est idéal pour lutter contre la transpiration excessive. Retirez le résidu poudreux avec un gant de toilette sec avant de vous habiller.

Gommage express

→ Mélangez 1 cuillerée à café de bicarbonate avec la même quantité de votre crème pour le visage (ou d'huile d'olive ou, mieux, d'argan) : vous obtenez un gommage très fin pour le visage. Massez très très doucement sur la peau humide avant de rincer.

→ Une solution aussi pour rendre les mains des travailleurs plus douces...

Bain de pieds

→ Plongez les pieds dans une bassine contenant ¼ de bicarbonate pour ¾ d'eau chaude. Les cors et les durillons vont ramollir efficacement, et la sensation de pieds fatigués sera atténuée en 10 minutes.

Blancheur des dents

→ 2 fois par semaine, ajoutez 1 pincée de bicarbonate à votre dose de dentifrice : vos dents deviendront plus éclatantes de blancheur. Haleine plus fraîche en prime !

LE YAOURT

Rien de tel qu'un peu d'acide lactique pour exfolier la peau en douceur, nettoyer les cheveux ou égaliser le teint. Utilisé dans des recettes minute, à usage unique car il ne se conserve pas bien, le yaourt fait une excellente base beauté.

Tout est bon dans le yaourt !

Fabriqué à partir du lait fermenté (ferments lactiques *Lactobacillus bulgaricus* et *Streptococcus thermophilus*), le yaourt contient de l'eau, un peu de lipides et des protéines. C'est aussi une source de nutriments (zinc - l'ami de la peau -, calcium et phosphore) et de vitamines (A et B2, B5, B12). Il a naturellement un très faible pouvoir glycémiant en raison de la présence de lactose, le « sucre » du lait. Ce lactose est à l'origine de l'acide lactique présent dans le yaourt. Relativement doux, cet acide est parfois utilisé en cabinet esthétique pour faire des peelings superficiels ou en cosmétique pour la confection de masques exfoliants enzymatiques (qui « mangent » naturellement les peaux mortes). Consommé, il participe à l'hydratation du corps et à la bonne santé de la flore intestinale.

Pour la cosmétique,
SÉLECTIONNEZ SI POSSIBLE
UN YAOURT BIO ENTIER,
nature et non sucré.

En cosmétique

Masque 2 en 1

À la fois peeling et hydratant, ce masque est idéal pour les peaux grasses, les peaux à points noirs ou à imperfections, mais aussi pour les peaux ternes parce que trop sèches.

→ Dans un bol, mélangez ½ yaourt brassé, 1 cuillerée à café de miel et quelques gouttes de jus de citron. Mettez-vous en position allongée, et appliquez cette pâte liquide à l'aide d'un pinceau. Évitez soigneusement qu'elle ne coule dans les yeux ou qu'elle ne tache (protégez votre oreiller et vos vêtements avec des serviettes). Massez légèrement si besoin. Rincez après un temps de pose de 15 minutes.

Pâte anti-points noirs

→ Mélangez dans un tout petit récipient 1 cacahuète de yaourt à la même quantité de poudre de curcuma ou de farine de riz. Avec la pâte obtenue, massez au moins 5 minutes la zone à points noirs, tout doucement. Laissez poser 5 minutes, puis rincez.
Si vous avez utilisé le curcuma, cette pâte sera idéale aussi pour les boutons. Dans ce cas, appliquez la pâte sans masser et laissez poser

15 minutes. L'effet sera plus marquant encore si vous répétez l'opération 4 fois pendant 1 semaine.

Shampooing cheveux gras, cheveux frisés ou à pellicules

→ Ajoutez à 2 grosses cuillerées à soupe de yaourt liquide (nature et entier) 1 œuf battu en omelette. Parfumez éventuellement avec 2 gouttes d'HE de lavandin.
Appliquez en massant sur les cheveux humides et laissez poser 20 minutes sous une serviette, avant de rincer soigneusement à l'eau tiède (surtout pas chaude).
Les cheveux sont incroyablement plus propres grâce aux propriétés nettoyantes de l'œuf, mais également lisses et plus brillants grâce au yaourt. Les démangeaisons sont atténuées aussi.

→ Si vous avez des pellicules, massez le cuir chevelu humide avec le yaourt seul, laissez poser 20 minutes et rincez avec un shampooing doux.

LE MARC DE CAFÉ

J'adore le café... mais aussi son marc que j'utilise pour plusieurs gestes beauté dignes des meilleurs instituts. Car cette « infusion de café moulu » est un ingrédient pratique et intéressant pour se chouchouter à la salle de bains. Il y a fort à croire, après ça, que vous ne jetterez plus le marc à la poubelle...

Le marc de café, qu'est-ce que c'est ?

Le marc de café qui résulte du passage de l'eau sur le café moulu est connu pour agir comme engrais express pour les plantes d'intérieur. Mais c'est aussi un atout beauté. Véritable concentré d'antioxydants, riche en caféine et en nutriments comme le potassium ou le phosphore, son pH est d'environ 6, c'est-à-dire proche de celui de la peau. On l'utilise donc en masque bonne mine pour prévenir l'oxydation, ainsi qu'en gommage lissant. Il est aussi réputé lipolytique, c'est-à-dire capable de « casser les graisses ». En mélangeant un peu de marc de café à de l'huile d'argan ou à du gel douche, vous obtenez une pâte exfoliante, qui élimine les peaux mortes comme au hammam, et qui active la microcirculation. Elle est parfaite pour les fessiers ou les cuisses si vous souhaitez appliquer ensuite un soin anticapitons. Le marc de café est aussi très efficace pour donner un teint hâlé au cœur de l'hiver.

LE MARC DE CAFÉ NE BOUCHE PAS LES CANALISATIONS, *au contraire il les nettoie et neutralise les odeurs.*

En beauté

Gommage du corps

Le marc de café peut s'utiliser seul sur le corps, directement sur la peau humide, sous la douche. Avec la main ou un gant, frottez surtout les zones rugueuses du corps (coudes, talons, genoux...).

→ **Pour un gommage plus agréable,** mélangez 1 dose de marc de café à 1 dose équivalente de gel douche. Lavez-vous en frottant bien, puis rincez abondamment. Pour une peau plus douce que jamais !

Le gommage du corps au café est à faire 2 à 3 fois la semaine, en prévision de la belle saison. En procédant ainsi, vous constaterez que votre peau devient peu à peu joliment hâlée.

Cataplasme anticellulite

Presque toutes les crèmes cosmétiques minceur contiennent de la caféine parce que celle-ci est lipolytique.

→ Vous pouvez utiliser le marc de café encore tiède et mélangé à parts égales à de l'huile d'argan ou à de la crème pour exfolier les zones cellulitiques. Gommez en massant, enveloppez les zones graisseuses de Cellophane et laissez poser 20 minutes. Rincez abondamment avant d'appliquer votre soin hydratant habituel.

Soin anti-âge

→ Pour un gommage du visage, mélangez 1 cuillerée à café de marc de café avec 1 cuillerée à café d'huile d'olive ou d'argan et 1 grosse goutte de miel. Massez plusieurs minutes tout en douceur sans appuyer. Rincez à l'eau tiède.

→ Pour un masque anti-âge à l'effet tenseur immédiat, mélangez 1 blanc d'œuf avec 1 cuillerée à soupe de marc de café et 1 grosse goutte de miel. Appliquez la préparation assez liquide au pinceau et laissez poser 10 minutes avant de rincer soigneusement. La peau est plus tendue, et le teint plus chaud.

Soin pour cheveux bruns

Le marc de café peut être utilisé pour revivifier une chevelure châtain foncé ou brune. Il sert à la fois à stimuler le cuir chevelu, et donc la pousse des cheveux, et à donner plus de reflets marron à la chevelure.

→ Lavez-vous les cheveux, rincez-les, puis massez activement le cuir chevelu avec le marc de café en insistant sur les racines. Rincez à nouveau, puis appliquez éventuellement une crème de soin pour cheveux. Résultat ? Ils sont plus forts et plus doux, avec des reflets plus profonds.

Se laver les mains

Se frictionner les mains avec du marc de café et de l'eau est radical pour éliminer les odeurs tenaces de poisson ou d'oignon ! Vous pouvez faire ce lavage désodorisant avec ou sans savon liquide.

Au jardin

Il y a belle lurette que les vertus du marc de café en tant qu'engrais ne sont plus à prouver au jardin ! Plus récemment, des études ont mis en évidence ses effets insecticides. Ainsi :

- le marc de café répandu dans le potager chasse les limaces, les escargots, les fourmis et certains autres insectes (mouches et nématodes) ;
- ajouté en faible quantité au compost ou au terreau, le marc de café s'y désintègre vite et y apporte sa richesse en phosphates ;
- du marc de café sec mélangé à des graines donne des semis plus homogènes et mieux répartis.

★ Les chats n'apprécient pas le marc de café

et votre chien risque d'avoir des problèmes de digestion s'il en a ingéré.

L'ŒUF

Que de secrets cachés pour nous chouchouter et nous rajeunir ! Riche en vitamines (une dizaine), en protéines, en composés lipidiques intéressants et en nutriments, l'œuf est un grand classique de la beauté maison !

Qu'y a-t-il dans un œuf ?

L'œuf est étonnant ! Un œuf pèse environ 60 g et est constitué de 75 % d'eau, 13 % de protéines et environ 10 % de lipides (hors coquille). Les protéines, réparties équitablement dans le blanc et le jaune, sont riches en acides aminés, essentiels ou non, dont la cystéine ! C'est tout bénéfice pour la peau et les cheveux, qui s'en trouvent renforcés et illuminés. La composition de son jaune en fait un soin nourrissant et nettoyant à la fois. C'est pour cela que vous pouvez utiliser un œuf entier pour vous laver les cheveux ou des jaunes pour un masque capillaire nourrissant. Le blanc sert, lui, d'ingrédient liftant et anti-âge dans des masques pour contour de l'œil.

Mon jaune, mon shampooing crème : même combat

Un jaune d'œuf est une « émulsion » à l'état naturel, à l'identique d'une crème cosmétique, et agit donc comme un produit de beauté à part entière. La lécithine du jaune, constituée d'azote et de phosphore, permet de faire la liaison entre le gras et l'eau, favorisant l'émulsion, la texture, le moelleux et la conservation des préparations culinaires. Riche en principes tensioactifs, l'œuf est capable de laver les cheveux. Bourré de nutriments, il est aussi capable de nourrir, d'adoucir et d'assouplir la peau et les cheveux.

2 grands classiques : le shampooing et le masque aux œufs

L'impératrice Sissi, dit-on, se lavait les cheveux une fois par mois avec 36 jaunes mélangés à du cognac ! Moins onéreusement, vous pouvez vous laver les cheveux de temps à autre avec de l'œuf, car le jaune nourrit et adoucit, le blanc régule le sébum, et le mélange devient lavant grâce aux tensioactifs qu'il contient.

→ Mélangez 2 œufs entiers dans une jatte, ajoutez 1 à 2 cuillerées à soupe de vinaigre de cidre et un peu d'eau, parfumez avec 2 gouttes d'HE de lavande vraie, de romarin officinal ou d'ylang-ylang. Massez les cheveux humides aussi longtemps que nécessaire et rincez à l'eau tiède ou froide - l'eau chaude ferait cuire l'œuf !
La chevelure s'en trouve très propre et plus forte, les cheveux sont plus brillants.
Vous pouvez aussi préparer ce shampooing dans une bouteille vide et propre, c'est plus pratique pour l'application.

→ Vous préférez un masque pour vos cheveux secs et fourchus ? Battez 1 jaune d'œuf avec 1 cuillerée à soupe d'huile d'olive, 2 gouttes d'HE parmi celles citées plus haut et ½ tasse d'eau jusqu'à l'obtention d'un mélange bien homogène. Appliquez ce masque sur vos cheveux (au pinceau si vous voulez) et couvrez-vous 20 minutes la tête d'une charlotte. Rincez abondamment à l'eau tiède puis froide si possible, et faites un shampooing. Idéal pour les cheveux fins, secs, fourchus et cassants. Lavez bien la charlotte ensuite.

Plus original, le « lifting » pour un visage zéro défaut

Le blanc d'œuf est extrêmement astringent. Il resserre les pores de la peau et régule les sécrétions des peaux grasses. En séchant, son effet lifting est bluffant bien que temporaire.

→ Contre les rides, cernes et patte d'oie
Tapotez 2 gouttes de blanc d'œuf non battu sur les pattes d'oie. Laissez sécher 10 minutes, puis passez un coton mouillé d'eau tiède ou d'eau de fleur d'oranger. *Viva !* plus de rides pour la soirée.

Teint terne ou points noirs

→ Fouettez légèrement à la fourchette 1 blanc d'œuf avec un tout petit filet de jus de citron - si vous avez la peau très grasse - ou de fleur d'oranger. Appliquez au pinceau, laissez poser 15 minutes et rincez à l'eau tiède : le teint se fait plus clair immédiatement, et les points noirs s'amenuisent à la longue. Pas plus de 1 fois par semaine.

Peaux matures et plutôt sèches

→ Battez 1 jaune d'œuf avec 1 cuillerée à café de miel liquide. Appliquez ce masque au pinceau, laissez poser 15 minutes, puis rincez à l'eau tiède. Peau toute douce et réhydratée garantie !

LE MIEL

Utilisé depuis longtemps pour ses propriétés antiseptiques, le miel est un merveilleux atout dermocosmétique : il hydrate les couches superficielles de la peau, a une action cicatrisante et est aussi un excellent dispersant pour les huiles essentielles dans l'eau.
À consommer sans modération !

Le miel, qu'est-ce que c'est ?

C'est avant tout une composition unique et une histoire particulière ! Le miel est récolté et utilisé par les hommes depuis la nuit des temps pour ses propriétés médicinales.
Les Égyptiens l'utilisaient déjà pour embaumer, et panser les blessures et les plaies. Sur ce dernier point, ils avaient sans doute raison : les propriétés cicatrisantes du miel sont aujourd'hui scientifiquement reconnues, et, dans une moindre mesure, ses bienfaits contre la toux. En Angleterre et en Belgique, quelques centres hospitaliers l'utilisent pour soigner des plaies et des ulcères.
Les propriétés cosmétiques du miel sont dues à sa composition particulière :

- 17 à 18 % d'eau,
- 78 à 80 % de sucres, dont la majorité sont des sucres simples (glucose et fructose),
- moins de 5 % de substances diverses telles que des lipides, des protides, des protéines, des éléments minéraux (fer, potassium, cuivre, calcium, phosphore, magnésium...), de nombreuses vitamines (A, B1, B2, C...), des enzymes, des acides aminés et plusieurs facteurs antibiotiques naturels.

Miel assainissant...

Nombreux sont ceux qui attribuent au miel des propriétés antiseptiques. Mais cela n'a été démontré qu'en laboratoire et pas sur l'homme. Chaque miel a une activité thérapeutique particulière, selon la plante dont il est issu : ainsi, plus il est foncé et pur, plus il semblerait puissant contre les bactéries ; plus il est aromatique (produit à partir de plantes contenant des huiles essentielles), plus il est actif. Par exemple, le miel de manuka, plante de Nouvelle-Zélande, bénéficie d'études attestant de son pouvoir bactéricide sur le staphylocoque doré et sur l'*Helicobacter pilori* entre autres.

... et cicatrisant

Selon les travaux du professeur Descottes, ancien chef de service en chirurgie au CHU de Limoges, et fondateur de l'Association francophone d'apithérapie (AFA), le miel possède trois grands effets - antiseptique, anti-inflammatoire et cicatrisant. La synergie des trois contribue à la cicatrisation rapide et efficace d'une plaie, même importante. Le professeur Descottes a démontré que le miel était 2 fois plus cicatrisant que les pansements habituellement utilisés ; dans 90 % des cas, les plaies se referment de façon spectaculaire.

Quelques applications thérapeutiques

Bobos et coups

Du miel de thym, de myrte, de manuka ou de lavande, certifié bio si possible, répare rapidement la peau.

→ Appliquez en couche épaisse sur la petite blessure nettoyée au savon puis rincée. Couvrez avec une gaze et/ou un pansement.

Gorge

→ Dans 1 cuillerée à café de miel de bonne qualité, ajoutez 1 goutte d'HE de thym linalol, ou de tea tree ou de ravintsara.
Remuez et avalez lentement pour apaiser la gorge irritée ou rouge. À faire à partir de 6 ans seulement, et au maximum 5 fois par jour.

Refroidissement

→ Pour un grog maison, mélangez 1 cuillerée à café de miel à 2 gouttes d'HE de thym ou de myrte dans un mug. Ajoutez quelques gouttes de jus de citron, versez de l'eau frémissante sur le tout et remuez.
Cette boisson réconforte vite et bien en cas de refroidissement.

En cosmétique

Considéré comme un bon humectant, capable d'hydrater superficiellement la peau, le miel est très doux pour elle et bien toléré, que ce soit en masque ou comme ingrédient d'un soin réparateur ou apaisant.

Masque pour le visage

Il existe 1 001 recettes ! Ces masques sont hydratants et adoucissants pour la peau.

→ Le plus simple consiste à mélanger 1 cuillerée à soupe de miel semi-liquide avec 1 cuillerée à café d'eau florale (eau de bleuet, eau de fleur d'oranger, hydrolat de lavande, etc.).
Appliquez au pinceau sur le visage propre, laissez agir 15 minutes et rincez à l'eau.

Bain aux huiles essentielles

N'oubliez pas : on n'ajoute jamais d'huiles essentielles pures dans l'eau d'un bain !

→ Mélangez dans un bol 10 à 15 gouttes d'huiles essentielles relaxantes et bien tolérées (lavande vraie, lavandin, petit-grain bigarade…) avec 3 cuillerées à soupe de miel liquide qui va avoir un effet dispersant.
Versez la préparation dans l'eau chaude du bain pour émulsionner et obtenir un bain aromatique traitant.

Comment choisir le miel

Optez pour un miel bio ou artisanal, liquide si possible car plus facile à mélanger ou à appliquer. Le miel est bon marché et se conserve longtemps à température ambiante, à l'abri de l'air et de la lumière.

La production de miel est en berne en Europe occidentale. Sur 40 000 tonnes consommées, 16 000 tonnes sont produites en France.
Le miel bio représente environ 4 à 6 % de la production. S'il est plus cher, il obéit aussi à un cahier des charges strict : éloignement des ruches de 3 km des cultures à pesticides, traitements particuliers de la ruche, etc.
Ce qui compte vraiment, c'est l'origine du miel (fleurs butinées) et le travail de l'apiculteur (traitements des abeilles non agressifs). Un miel non bio est parfois meilleur qu'un miel bio.
Pour bien acheter : vérifiez la provenance sur le pot et, si possible, le travail de l'apiculteur plutôt que le label bio. De préférence, consommez local.

LE VINAIGRE

En matière de bien-être, le vinaigre caracole en tête des remèdes de « bonne fâme ». C'est surtout le vinaigre de cidre (appelé parfois « de pomme ») qui est utilisé pour la beauté et la santé.

Qu'est-ce que le vinaigre de cidre ?

Le vinaigre de cidre est le résultat d'une double fermentation du jus de pomme : le sucre du jus de pomme fermenté se transforme en alcool, lequel donne ensuite au liquide sa teneur en acide acétique. On parle de vinaigre à partir de 4,5 % d'acide acétique. Les vinaigres de cidre courants en contiennent 5 %. Ce produit est stable dans le temps - il ne pourrit pas, ne rancit pas - et se conserve au frais et au sec aussi longtemps que souhaité. Le vinaigre de cidre bio est issu de pommes cultivées dans le cadre de l'agriculture bio. Il est souvent préféré pour les soins du corps, mais cela n'est pas obligatoire.

Comme tout vinaigre, le vinaigre de cidre est utile mélangé à de l'eau et à un peu de bicarbonate pour nettoyer et assainir les

surfaces, pour vaporiser les chromes attaqués par le calcaire... C'est cependant surtout le vinaigre blanc (à base d'alcool industriel) qui est recommandé pour le détartrage, le dégrippage de mécanismes, l'assainissement des chromes, des égouttoirs, etc.
Le vinaigre de cidre, lui, fait des merveilles en beauté. Il assainit, vainc la transpiration, fait briller les cheveux au rinçage, et plus encore.

Attention, on le dilue la plupart du temps dans de l'eau pour atténuer son côté agressif, et on peut parfumer la préparation pour atténuer la désagréable odeur avec une faible dose d'arôme de vanille alimentaire ou d'huile essentielle de lavandin. On prépare ainsi un « vinaigre de toilette » prêt à l'emploi.

Le vinaigre de toilette

Pour atténuer le côté agressif du vinaigre sur la peau, on le dilue très souvent dans de l'eau et l'on y ajoute une faible dose d'arôme de vanille alimentaire ou d'huile essentielle de lavandin pour atténuer son odeur peu agréable.

→ Pour 1 litre, comptez 4 à 5 cuillerées à soupe de vinaigre de cidre bio dans un peu moins de 1 litre d'eau minérale. Incorporez 5 gouttes d'HE de lavandin ou 8 gouttes d'extrait aromatique de vanille à l'eau vinaigrée, et agitez fortement avant emploi.
À utiliser comme une lotion nettoyante, une eau tonique ou un déodorant.

En beauté

Pellicules

Vous retrouvez un cuir chevelu apaisé et moins de pellicules si vous rincez vos cheveux à l'eau vinaigrée. Le pH naturel du cuir chevelu est proche de 6, donc légèrement acide.
Hélas ! la plupart des shampooings du commerce ont un pH de 7 ou 8.

→ Rincer vos cheveux avec du vinaigre de toilette redonne un peu d'acidité à votre cuir chevelu abîmé. L'amélioration est progressivement visible.

Cheveux plus doux

Un peu de vinaigre de cidre ajouté dans l'eau de rinçage adoucit la gaine du cheveu et le rend plus facile à coiffer. Le vinaigre neutralise en effet le calcaire de l'eau.

Déodorant naturel

Vaporisée sur des aisselles propres ou sous les pieds, le vinaigre de toilette remplace un déo et propose une alternative sans alcool et sans sels d'aluminium.

Lotion tonique

Le vinaigre de toilette est idéal pour terminer le démaquillage ou tonifier et nettoyer la peau en un seul geste. À la fois assainissante et astringente, elle est particulièrement adaptée aux peaux mixtes, grasses ou matures.

L'eau vinaigrée

→ Pour un usage plus ciblé, coupez simplement

le vinaigre de cidre avec de l'eau minérale (50/50). Dans ce cas, l'application est uniquement locale : sur un bouton, ou sur le nez et le menton pour les points noirs.

En applications thérapeutiques

Boutons

→ Appliquez avec un coton de l'eau vinaigrée à 50/50, matin et soir, sur les zones à imperfections. Comme Scarlett Johansson, vous verrez que vos boutons s'estompent et ne reviennent pas. Dans certaines interviews, elle confie utiliser carrément le vinaigre pur sur son visage.

L'USAGE
DU VINAIGRE PUR
SUR LE VISAGE NE PEUT PAS SE PRATIQUER TOUS LES JOURS

et doit être évité sur les enfants et les personnes à la peau réactive. Préférez vraiment une dilution à 50/50 pour un usage local et à 90/10 pour tout le visage.

Verrues

Certains rapportent que le vinaigre de cidre pur maintenu en contact avec une verrue, grâce à un petit coton imbibé et bandé, permet de faire noircir la verrue plantaire en 2 à 3 semaines. Il n'y a pas d'étude, cependant, en ce sens. Mais vous pouvez tester.

Digestion et minceur

→ Pour les adultes, et dans le cadre d'un régime équilibré, 1 cuillerée à soupe de vinaigre de cidre dans un verre d'eau minérale donne une boisson rafraîchissante et tonique qui facilite la digestion des aliments trop gras et l'élimination des graisses.
Grâce à son action protéolytique et émulsifiante, le vinaigre digère, en effet, les protéines et facilite la lyse des graisses. Il n'y a pas de contre-indication, sauf ulcère sévère, gastrite ou reflux gastro-œsophagien.

Piqûres d'insectes

→ Appliquez 1 compresse de vinaigre de cidre pur sur ce qui pique ou qui gratte : l'inconfort disparaît !

L'ALOE VERA

Bienfait pour la peau et les cheveux, le gel d'aloe vera pur est obtenu à partir du jus d'une plante originaire d'Afrique du Nord. Ses propriétés médicinales, notamment apaisantes, sont reconnues depuis des millénaires.

L'aloe vera, qu'est-ce que c'est ?

Présente dans toutes les régions semi-désertiques, la plante (*Aloe barbadensis Miller*) offre des feuilles vertes à cuticule épaisse qui sécrètent une pulpe mucilagineuse transparente, appelée « jus » d'aloe vera.
Ce suc a de nombreuses propriétés pour la peau, notamment cicatrisantes.
Dans son ensemble, la feuille fraîche contient un nombre important d'acides aminés, de vitamines, de minéraux et de mono- et polysaccharides. Le suc est, quant à lui, riche en enzymes et composés actifs tels que la barbaloïne qui lui confèrent des propriétés digestives. C'est pour cela que certaines marques proposent du gel d'aloe vera à boire.
Ce gel est obtenu à partir du suc de la plante, auquel on a ajouté un épaississant (de la gomme xanthane, par exemple) et, souvent, un conservateur. Souvent, la plupart des

produits vendus comme gel d'aloe vera sont en réalité à base de poudre d'aloe vera déshydraté.

Pour avoir un gel d'aloe vera le moins transformé possible, décryptez la liste des ingrédients ! Si elle mentionne en premier *Aloe vera barbadensis* et non *aqua*, suivi d'un épaississant naturel (type gomme végétale) et un conservateur accepté par les chartes bio, adoptez-le ! Par exemple, celui de la marque Bioflore® apparaît ainsi : INCI : *Aloe vera barbadensis Miller canariensis gel, sodium disulfite, potassium sorbate, ascorbic acid, tocopherols.* C'est une excellente formule.
Le gel d'aloe vera s'utilise seul, en masque rafraîchissant ou en baume apaisant en cas de coups de soleil, mais aussi mélangé avec un tout petit peu d'huile végétale pour un soin de jour hydratant non gras ou un soin contour des yeux digne des labos les plus pointus.

Pour être sûr d'avoir un bon gel d'aloe vera pur et certifié bio, consultez le site slow-cosmetique.com qui en propose une sélection pointue.

En cosmétique

Rougeurs, irritations ou coups de soleil

→ Quelques gouttes de gel d'aloe vera à masser sur la zone concernée apaisent vite et bien.

Peau mature et sèche

→ Un masque liftant yeux et visage minute ?
Facile ! Appliquez une couche épaisse de gel d'aloe vera sur le visage et le contour des yeux. Laissez poser 15 minutes environ (ça tiraille !), puis rincez avec un hydrolat avant de réhydrater avec une crème.

Peau sensible au nettoyage

→ Mélangez dans une petite bouteille vide 6 cuillerées à soupe de gel d'aloe vera et 4 cuillerées à soupe de lait entier bio ou de lait d'amande. Ajoutez 2 gouttes d'HE de lavandin ou de niaouli. Fermez la bouteille et secouez comme un shaker. Vous avez un lait démaquillant très doux qui se conserve 6 jours au réfrigérateur.

Peau grasse en manque d'hydratation

Pour un soin hydratant visage, rien ne sert d'appliquer le gel pur. Dépourvu de corps gras, il ne peut pas réellement améliorer la qualité du ciment épidermique, ni limiter la perte en eau. En revanche, il est très protecteur et humectant pour la peau en surface.
Pour un soin profondément hydratant, l'idéal est d'appliquer une crème ou une émulsion à base d'aloe vera et d'huiles végétales.
→ Comptez 9 parts de gel d'aloe vera pour 1 part d'huile (d'argan ou de noisette, par exemple). La préparation blanchit lorsque vous la mélangez et devient une crème, qui peut se conserver 1 mois environ.

★ Utiliser son propre gel d'aloe vera

Si vous avez un vrai plant d'aloe vera (*Aloe barbadensis Miller*) en pot ou au jardin, au soleil et à l'abri du gel et des pesticides, vous pouvez faire une récolte individuelle. Coupez une belle feuille extérieure, sectionnez-la aux extrémités ainsi que sur les côtés. Puis retirez au couteau la peau, avec la cuticule qui contient le suc brunâtre, de façon à ne conserver que la précieuse « pulpe », qui secrète le gel. Elle n'est pas utilisable immédiatement. Écrasez la pulpe et appliquez le gel obtenu en masque liftant (15 minutes de pose). Vous le constaterez, il n'est pas facile d'incorporer le gel collant obtenu à une émulsion pour faire une crème. Mais vous pouvez le consommer tel quel par voie interne ou sur la peau irritée pour l'apaiser. L'usage de l'aloe vera à la maison est limité car le suc « brut » est peu pratique à l'application et se conserve mal (3 ou 4 jours au réfrigérateur dans une boîte hermétique).

L'ARGILE

→

De la terre dans mes soins bien-être ? Oui, oui ! L'argile est notre meilleure amie, tant pour des masques de beauté que pour des cataplasmes bienfaisants sur tout le corps.

L'argile, qu'est-ce que c'est ?

Les argiles sont des roches sédimentaires extrêmement abondantes et les constituants principaux des sols. Elles sont de différents types - kaolinite, illites, smectites, etc. -, qui selon le climat, l'eau et la roche mère ont des couleurs et des propriétés différentes. Toutes, cependant, sont absorbantes (elles captent l'eau ou les sécrétions sébacées) et reminéralisantes grâce à leur structure en feuillets.

Les argiles se différencient par la couleur, bien qu'une même argile puisse avoir plusieurs couleurs. Voici quelques stars :

Le kaolin est une argile blanche ; c'est la plus neutre. Elle est utilisée avec un peu d'eau pour un masque régulateur de peau grasse, ou avec une plus grande quantité d'eau pour se nettoyer le visage sans savon en cas d'acné limitée.

La montmorillonite est une argile de grande qualité thérapeutique, blanche ou verte. Elle est recommandée pour toutes les applications beauté, ainsi que pour des cataplasmes en cas de fatigue articulaire ou musculaire.

Le rhassoul est une variété d'argile, qui joue le rôle d'un véritable « savon » doux. Cette argile d'origine volcanique (montagnes de l'Atlas) est associée à l'un des rituels les plus connus des femmes maghrébines (pour laver la peau ou les cheveux). Le rhassoul est notamment utilisé au hammam, dans les soins lavants, tout comme le savon noir.

LES ARGILES PAR COULEUR

Argile verte montmorillonite ou illite : absorbante, cicatrisante, calmante, purifiante. Inflammations, peaux mixtes et normales.
Argile blanche kaolinite ou illite : neutre et plus douce, décongestionnante, régulatrice du sébum, déo sec/talc. Peaux grasses ou acnéiques, sensibles ou irritées.
Argile rouge : très reminéralisante et à l'effet bonne mine. Tonique, illuminatrice du teint, améliore la circulation sanguine, détoxifie. Peaux ternes et fatiguées.
Argile rose : c'est en fait un mélange d'argile rouge et blanche, qui convient particulièrement aux peaux sensibles.

Les argiles, alliées à l'eau ou non, possèdent des propriétés assainissantes, régulatrices, purifiantes voire anti-inflammatoires. Grâce à leur structure en feuillets, elles absorbent l'eau, mais aussi certaines graisses ou autres substances. Elles ont même une capacité d'absorption et d'adsorption : elles absorbent les liquides et impuretés mais elles échangent aussi (« adsorbent ») les impuretés de la peau en sels minéraux. Les argiles ont donc un rôle intéressant de détoxification et de reminéralisation à la fois.

Bien utiliser l'argile

L'argile s'applique en masques et en cataplasmes pour ses bienfaits sur la peau ou les organes, voire les articulations. Elle peut s'employer pure ou en synergie avec des huiles essentielles ou d'autres actifs. Elle peut également jouer le rôle d'un talc antigratouilles ou d'un déo douceur. Selon sa couleur, une argile aura des vertus spécifiques et s'adaptera mieux à un type de peau plutôt qu'à un autre.

Bien la choisir

L'argile se présente sous plusieurs formes. Concassée, elle est idéale pour préparer des cataplasmes. Dans ce cas, elle est quasiment toujours verte, de type « illite ». L'argile surfine ou ultraventilée est plutôt destinée aux soins cosmétiques du visage ou du corps ; et le choix est plus large : préférez une argile verte, illite ou montmorillonite, très polyvalente, ou une argile blanche, la kaolinite, plus douce et destinée aux soins des peaux irritées ou acnéiques. On trouve aussi des tubes de pâte d'argile prête à l'emploi car déjà mouillée, très pratiques.

En beauté

Poudre express

→ Vous n'avez plus de poudre sous la main ? Utilisez de l'argile rose, à appliquer avec un gros pinceau kabuki ou pinceau à blush ! Elle tiendra moins longtemps qu'une poudre libre plus élaborée, mais elle matifiera et apaisera la peau comme une véritable poudre libre !

Il est souvent recommandé de ne pas utiliser de métal pour manipuler l'argile, préférez les ustensiles en bois ou en verre. Le métal aurait la capacité de perturber la structure en feuillets, absorbante, de l'argile.

NE LAISSEZ PAS L'ARGILE SÉCHER SUR LA PEAU NE LA RÉUTILISEZ PAS, *elle ne sert qu'une fois.*

Masque désincrustant

Après un démaquillage à l'huile, ou quand vous voulez nettoyer la peau en profondeur, appliquez un masque à l'argile.

→ Mélangez 1 cuillerée à soupe d'argile au choix et un petit filet d'eau pour obtenir une pâte onctueuse. Ajoutez ½ cuillerée à café de miel liquide pour la douceur. Étalez en couche épaisse sur le visage, laissez poser quelques minutes, puis émulsionnez avec les doigts en rinçant.

Lait nettoyant

→ Saupoudrez un peu d'argile blanche, verte ou du rhassoul sur le corps ou le visage humide. L'argile se transforme alors en lait de douche nettoyant (mais non moussant) ! C'est l'idéal pour vous nettoyer le visage si vous souffrez d'acné ou d'eczéma. C'est également très doux et très écologique pour tout le corps.

En applications thérapeutiques

Cataplasme antidouleur

Ce remède ancien est toujours apprécié. Il consiste à mettre de l'argile « là où ça fait mal », en cas d'articulations ou de muscles douloureux, et à laisser poser...

→ Sélectionnez une argile verte concassée ou surfine. Versez dessus de l'eau de source ou de mer jusqu'à la recouvrir. Les morceaux d'argile doivent rester en contact avec l'eau pendant un certain temps, au moins 2 heures, pour devenir pâteux, et nécessitent donc plus d'eau. L'argile surfine mouillée est remuée jusqu'à l'obtention d'une pâte prête à l'emploi. Appliquez la pâte obtenue, soit directement sur l'épiderme, soit sur une gaze protégeant la peau si celle-ci est sensible. Laissez poser de 1 à 2 heures, voire toute la nuit pour certaines personnes : l'important est que l'argile soit toujours humide (protégée, par exemple, par un film alimentaire).
Pour exercer toute sa capacité d'adsorption, l'argile ne doit en effet jamais sécher.

LES HUILES (vraiment) ESSENTIELLES

Bien qu'elles portent le nom d'« huiles », les huiles essentielles n'en sont pas ! Dépourvus de corps gras, ces composés aromatiques dispensent à profusion leurs bienfaits...

Les huiles essentielles, qu'est-ce que c'est ?

Les huiles essentielles sont des extraits liquides très complexes, obtenus par distillation à la vapeur d'eau de plantes aromatiques, et seulement aromatiques : lavande, thym, romarin... Il n'existe donc pas d'huile essentielle d'aloe vera ou de cactus. De même, il ne faut pas non plus les confondre avec les huiles végétales qui sont issues de la pression de graines oléagineuses (noisettes, olives...).
Les huiles essentielles ne sont miscibles que dans des corps gras, pas dans l'eau. Avant utilisation, on les mélange dans une huile végétale, une crème, un baume ou un beurre.

Procédé de fabrication

On récolte des parties de plantes aromatiques prêtes à être distillées : les feuilles, les fruits, les fleurs, l'écorce, tout est possible... On les place ensuite dans une grande cuve en métal, reliée à une autre cuve où chauffe de l'eau pure. La vapeur qui se dégage passe à travers les plantes. C'est à ce moment que les organes des plantes libèrent l'huile essentielle volatile, dans la vapeur d'eau. Désormais chargée de molécules aromatiques, cette dernière est dirigée vers un serpentin refroidissant où elle se condense et redevient liquide.
Dans une dernière étape, on récupère de l'eau fortement aromatisée, qui par la magie de la distillation (un procédé modélisé par Avicenne à l'époque des Croisades), se sépare : d'un côté, l'huile essentielle, qui surnage à la surface (plus rarement, elle reste au fond de l'essencier) ; de l'autre, l'eau faiblement chargée en molécules, l'« hydrolat ».
Le procédé ancestral de la distillation à la vapeur d'eau sous pression (voir L'Essentiel au naturel, p. 25) n'a pas beaucoup changé.

Mais certaines pratiques de fabrication doivent être respectées pour garantir la qualité d'une huile essentielle. Notamment :

- l'eau utilisée pour la distillation doit être pure ;
- la chauffe doit avoir été maîtrisée et la pression ne pas avoir été « forcée » ;
- l'alambic utilisé doit être en métal inoxydable, en acier...
- les plantes distillées doivent provenir d'une seule et même essence botanique, et d'un seul organe de la plante (feuilles, fleurs, rameaux...), être bio ou garanties non polluées ;
- la distillation doit s'être déroulée jusqu'au bout, jusqu'à la dernière goutte, afin que tous les principes actifs de la plante soient présents dans l'huile essentielle qu'on vise à commercialiser ; l'huile essentielle ne doit pas

avoir été coupée avec une autre substance avant sa mise en bouteille, ni être mélangée à quoi que ce soit.

Ces critères de qualité sont souvent symbolisés par un logo par les marques d'aromathérapie sérieuses sur le marché, dont De Saint Hilaire®, Bioflore®, Aromatic Reference®, Essences Naturelles corses®, Essenciagua®, Herbes et Traditions®...

En user, ne pas en abuser

Chaque huile essentielle est différente, mais avec toujours plus d'un domaine d'application. Vous ferez déjà beaucoup avec les 10 huiles essentielles présentées en partie 1, p. 38, et en partie 4, p. 189.

DILUÉE OU PURE ?

Dans la pratique, retenez qu'une huile essentielle s'utilise diluée dans la majorité des cas, mais qu'une utilisation pure est possible sur une toute petite surface de peau, ou par voie orale sous avis médical.

→ **Pour un usage cosmétique,** diluez-les très fortement dans un produit neutre ou une huile végétale.
→ **Pour un usage santé,** diluez un peu moins. Localement, sur toute petite surface (de la taille d'une pièce de monnaie), vous pouvez même utiliser de l'huile essentielle pure, sauf si elle est réputée brûler la peau comme c'est le cas avec la cannelle, l'origan ou encore le thym thymol !
Avant d'utiliser les huiles essentielles, relisez la Fiche sécurité p. 27.

Voici quelques astuces faciles et sans danger avec des huiles essentielles (HE) pures.
Elles conviennent à tous dès 6 ans, sauf aux femmes enceintes ou allaitantes. Elles ne valent que si vous utilisez des huiles essentielles de qualité, garanties pures, naturelles, botaniquement et biochimiquement définies.
Ces astuces vous sont données à titre indicatif ; **ne vous soignez jamais sans consulter un médecin au préalable.** Respectez les nombreuses contre-indications données dans ce livre.

Angoisse/anxiété

→ 1 goutte d'HE de camomille noble ou de lavande vraie à masser sur le plexus solaire (juste en dessous du sternum), 3 fois de suite si besoin. Respirez calmement !

Asthme (crise)

→ 1 goutte d'HE d'estragon sous la langue (dans un peu de miel si besoin), 3 fois par jour au maximum.

Bouton non identifié

→ 1 goutte d'HE de tea tree sur le bouton, jusqu'à 6 fois par jour et jusqu'à disparition (effet rapide en 48 heures environ le plus souvent).

Brûlure légère

→ 1 goutte d'HE de lavande aspic sur la brûlure bien refroidie à l'eau courante au préalable, jusqu'à 6 fois par jour et jusqu'à nette amélioration.

Chute de cheveux

→ 2 gouttes d'HE de romarin officinal ou d'ylang-ylang dans la dose de shampooing.

Coup

→ 2 gouttes d'HE d'immortelle sur le bleu en devenir ou la bosse.

Douleur en tout genre

→ 2 gouttes d'HE de gaulthérie sur la zone endolorie, mais pas sur des muqueuses.
À répéter 3 fois par jour au maximum.
Une douleur de plus de 48 heures doit vous mener impérativement chez le médecin.

Fatigue

→ 2 gouttes d'HE d'épinette noire ou de sapin baumier sur les reins, en friction.

Gorge malade

→ 1 goutte d'HE de thym à linalol ou de tea tree au fond de la langue ou dans un peu de miel, 3 fois par jour au maximum, jusqu'à nette amélioration.

Herpès

→ 1 goutte d'HE de niaouli ou de menthe poivrée sur la zone qui picote avant que le bouton ne sorte. À répéter jusqu'à 6 fois par jour et jusqu'à disparition de la rougeur.
Si le bouton est là, utilisez seulement une préparation diluée à base d'huile végétale et d'huile essentielle.

Immunité

→ 2 gouttes d'HE de ravintsara sur les poignets ou sur les chevilles, 2 fois par jour en période à risque.

Mal des transports

→ 2 gouttes d'HE de menthe poivrée sur un mouchoir à respirer.

Mal de tête

→ 1 goutte d'HE de menthe poivrée à masser sur les tempes.

Mycose entre les orteils

→ 1 goutte d'HE de tea tree ou laurier noble à masser localement chaque jour, jusqu'à nette amélioration.

Mycose de l'ongle

→ 1 goutte d'HE de cannelle à appliquer sur l'ongle abîmé, en protégeant la peau autour de l'ongle, chaque jour, jusqu'à nette amélioration.

Nausée

→ 2 gouttes d'HE de menthe poivrée sur un mouchoir à respirer OU 2 gouttes d'essence de citron sous la langue à sucer.

Piqûre d'insecte

→ 2 gouttes d'HE de lavande aspic sur la zone touchée, à répéter 2 ou 3 fois jusqu'à nette amélioration.

Rhume/sinusite

→ 2 gouttes d'HE d'eucalyptus radié à masser sur la base du front, horizontalement au-dessus des sourcils.

Sommeil

→ 1 goutte d'HE de lavande vraie à masser sur le plexus solaire (sous le sternum) et 1 goutte à mettre sous la langue, si possible 30 minutes avant le coucher (dans un peu de miel si besoin).

Toux

→ 1 goutte d'HE de lemongrass ou d'essence de citron à prendre dans un peu de miel, jusqu'à 3 fois de suite et jusqu'à nette amélioration.

Varicosités

→ 1 goutte d'HE d'immortelle à masser sans appuyer matin et soir.

Vous n'avez pas trouvé l'affection que vous souhaiteriez améliorer au naturel ? Pas de panique, n'oubliez pas que la plupart des bobos du quotidien ont une solution naturelle ailleurs dans ce livre. Consultez aussi l'index p. 238.

LES EAUX de CUISSON

Ne jetez plus vos eaux de cuisson ! Les astuces qui suivent sont écologiques et tendance « zéro déchet »...

Eaux de quoi ?

Peut-être ne le savez-vous pas : chaque fois que vous cuisez des pommes de terre ou du riz à l'eau, vous jetez ensuite un produit « précieux » ! L'eau de cuisson, enrichie en amidon et en sels naturels, est en effet bénéfique...
Voici quelques exemples d'utilisation intéressants et pratiques à la fois.

L'eau de cuisson des pommes de terre

Mauvaises herbes sur la terrasse ou au jardin

→ Versez l'eau des pommes de terre encore chaude sur les mauvaises herbes. C'est idéal contre les mauvaises herbes qui poussent entre les joints de la terrasse. Cette eau, en raison du sel et de l'amidon qu'elle contient, constitue en effet un bon désherbant. L'an prochain, pensez-y pour votre terrasse ou vos trottoirs car cela marche aussi préventivement.

★ Visez bien !

L'eau amidonnée ne fait pas de distinctions entre bonnes et mauvaises herbes.

Taches sur un vêtement

→ Versez un peu d'eau de cuisson des pommes de terre encore chaude sur la tache, attendez un peu et frottez. Lavez ensuite le vêtement à la machine.
Cette eau est parfaite pour désincruster les taches sur un tissu mais aussi un carrelage avec des taches tenaces ou qui manque d'éclat.

Argenterie

Étonnant, n'est-ce pas ! Mais l'eau de cuisson des pommes de terre permet de nettoyer l'argenterie ou les couverts en métal argenté.
→ Mettez les couverts de 10 à 40 minutes selon la quantité et l'état de saleté dans un récipient rempli d'eau de cuisson (tiède ou froide), essuyez ensuite soigneusement pour faire briller.

Eau de cuisson du riz

Diarrhée soudaine et non identifiée

→ En attendant la consultation du médecin, buvez de l'eau de cuisson du riz si vous avez une petite irritation intestinale ou une légère diarrhée, à raison de 1 petit verre à limonade entre les repas, quand l'eau est tiède ou refroidie.

Cheveux ternes

L'eau de cuisson de riz est traditionnellement utilisée en soin de beauté pour les cheveux. La légende dit que les Coréennes rincent leur chevelure avec pour la renforcer. En réalité, c'est l'amidon présent dans l'eau qui discipline et fait briller les cheveux.

→ Faites un rinçage à l'eau de riz ou procédez comme suit : récupérez l'eau de cuisson du riz dans un saladier et laissez tiédir. Appliquez sur votre chevelure en insistant bien sur les pointes et les longueurs. Laissez poser 30 minutes au minimum, et si possible toute la nuit sous une serviette. Rincez ensuite à l'eau claire. Pratiquez éventuellement un shampooing doux. Le résultat est vraiment bluffant : des cheveux brillants, doux et souples !

Eau de rinçage beauté

Les Asiatiques ont pour habitude de rincer le riz à l'eau claire avant de le cuisiner. C'est cette eau poudrée et blanchâtre qui est réputée matifier le teint et l'unifier pour le rendre sans taches en Corée.
→ Versez dans un grand récipient le riz en vrac. Couvrez d'eau puis remuez : le liquide devient blanc à cause de la poussière et de l'amidon qui se libère. Transvasez le riz dans une passoire, en récupérant l'eau blanchâtre dans un récipient à bec. Versez-la dans une bouteille et gardez-la au réfrigératuer 1 semaine au maximum. Appliquez cette « eau lotion » sur le visage à l'aide d'un disque de coton comme un soin tonique astringent et antibrillance.

L'HUILE D'OLIVE

Reine des huiles depuis la nuit des temps, l'huile d'olive a su nous accompagner à travers les âges avec beaucoup de talent, autant dans l'assiette qu'à la salle de bains. Profitons de ses 1 001 atouts, partout !

L'huile d'olive, qu'est-ce que c'est ?

L'huile d'olive est l'une des premières à avoir été utilisée par l'homme. Le mot « huile » lui-même dérive d'*oleos*, « olive ». L'huile d'olive est donc une mère pour nous tous, tant dans l'assiette que pour les soins.
Pour réellement profiter de tous ses bienfaits, optez pour celle issue de la première pression à froid des olives d'une seule et même plantation, et donc vierge (non raffinée, non transformée). La qualité bio est un plus, pour l'assiette comme pour la beauté.
Le qualificatif « extra » désigne une acidité maîtrisée, c'est intéressant pour le goût.

À la cuisine

Au niveau culinaire, l'avantage de l'huile d'olive est son goût doux et prononcé à la fois, sa bonne conservation et sa bonne tenue à la chaleur pour cuire les aliments. Dans l'alimentation quotidienne, elle a un avantage sur le beurre, la margarine et toutes les graisses saturées : elle contient de bons acides gras complexes ! Ceux-ci sont moins enclins à faire monter notre taux de cholestérol et à boucher nos artères. Les bons acides gras, c'est le secret du régime crétois !

→ **1 cuillerée à soupe par jour pour être toujours en forme ?** C'est la dose journalière par personne, habituelle dans l'assaisonnement et la cuisson en Méditerranée. 1 adulte peut en manger au maximum 2 cuillerées à soupe par jour, à condition alors que ce soit en remplacement de toute autre source de graisse (beurre, sauce). Sinon, il grossit !

En beauté

La composition de l'huile d'olive en acides gras complexes en fait un cosmétique extraordinaire. Elle contient, en effet, de bons acides gras mais aussi des vitamines précieuses pour la peau :

- environ 16 % d'acides gras essentiels poly-insaturés (acide linoléique, oméga-6) et plus de 55 % d'acide oléique (un acide gras mono-insaturé oméga 9) ;
- environ 2 % d'actifs antioxydants (phytostérols et vitamine E) ;
- des traces de squalène végétal, qui est identique à un composant naturellement présent dans le facteur naturel d'hydratation de la peau.

Bain capillaire avant shampooing pour des cheveux plus doux et plus forts

→ Faites tiédir 1 à 2 cuillerées à soupe d'huile d'olive dans un bain-marie d'eau chaude ou à la casserole. Ajoutez 2 gouttes d'huile essentielle de lavande vraie ou de petit-grain. Mettez très peu d'huile tiède dans le creux de vos paumes et frottez-vous les mains, puis la tête et les cheveux en les « griffant ». Massez le cuir chevelu par la même occasion. Laissez poser de 10 à 20 minutes sous une serviette, puis faites un shampooing doux, sans sulfates, pour rincer.

Soin pour mains sèches

Vos mains sont toujours sèches, vos ongles sont cassants et fragiles ?

→ N'hésitez pas à pratiquer 1 à 2 fois par semaine un bain d'huile d'olive au citron : faites tiédir à feu doux 1 verre d'huile d'olive, ajoutez le jus de ½ citron et 1 cuillerée à soupe de sucre en poudre. Versez le mélange dans un saladier et placez une bille au fond.

En regardant la télévision ou en écoutant un bon morceau de musique, plongez les mains dans l'huile tiède (pas brûlante) et jouez avec la bille pendant environ 10 minutes.

La bille est évidemment facultative mais, en la faisant passer entre les doigts, les mains se frottent l'une à l'autre et les ongles sont bien immergés dans l'huile et le jus sucré.

Rincez ensuite soigneusement à l'eau tiède avant de sécher.

Soin pour de beaux ongles

En cas d'ongles cassants, mous ou striés, l'huile d'olive peut aider, tout comme l'huile de ricin (encore meilleure !), à les durcir.

→ Massez 1 goutte sur chaque ongle, tous les soirs au coucher, en insistant bien sur les cuticules. Les crevasses et les stries s'atténueront vite.

Gommage des lèvres ou du corps

→ En cas de lèvres gercées, mélangez 1 cuillerée à café de sucre fin avec 1 cuillerée à café d'huile d'olive. Ajoutez, si vous le souhaitez, quelques gouttes de jus de citron pour plus de saveur et des propriétés exfoliantes plus abouties grâce aux acides de fruit. Massez les lèvres très doucement avec un peu de pâte sur le bout de l'index.

→ Respectez les mêmes doses mais en augmentant les quantités pour un bon gommage du corps. Vous devrez utiliser alors selon votre corpulence 2 à 4 cuillerées à soupe de sucre fin et 2 à 4 cuillerées à soupe d'huile. Le sucre doit fondre sous votre massage : vous êtes sûre ainsi d'une exfoliation double (grains de sucre et acide glycolique du sucre).

Huile de rasage

Vous êtes à court de mousse à raser pour le corps, les jambes ? Appliquez généreusement de l'huile d'olive sur la peau en massant : protectrice et émolliente, l'huile ramollit le poil et facilite la glisse d'une lame bien propre.

Au quotidien

Désodorisant pour les mains

Les odeurs de poisson, de crustacés, d'ail ou d'oignon sur les mains sont persistantes.

→ Pour les éliminer rapidement, frottez-vous les mains avec un mélange d'huile d'olive et de jus de citron à parts égales. Massez longuement, et lavez-vous ensuite les mains au savon et à l'eau tiède ou froide : elles ne sentent plus ! Ce geste est également efficace, bien que dans une moindre mesure, avec l'huile d'olive seule.

Un soin nourrissant pour lustrer les plantes vertes

→ En mélangeant dans un verre à limonade de l'huile de tournesol ou d'olive à parts égales avec de la bière, vous obtenez une émulsion parfaite pour redonner vivacité et éclat à vos plantes. Imbibez-en un chiffon doux puis appliquez sur les feuilles. Le tour est joué !

LES HYDROLATS

→

Avez-vous déjà utilisé de la véritable eau de fleur d'oranger ou de mélisse ? Si vous avez eu de la chance, il s'agissait bien d'un hydrolat !

Un hydrolat, qu'est-ce que c'est ?

L'hydrolat est une eau aromatique, extraite d'une plante aux bienfaits connus, le plus souvent aromatique, et obtenue par distillation par entraînement à la vapeur d'eau. C'est la méthode utilisée pour obtenir les huiles essentielles (voir p. 69). À la sortie de l'alambic, comme le ferait l'huile avec l'eau, l'huile essentielle se sépare de l'hydrolat. Ce dernier est donc l'eau qui, ayant traversé la plante aromatique distillée, s'est chargée de molécules aromatiques avant de les libérer sous forme concentrée. Les hydrolats sont souvent appelés « eaux florales ».

★ Attention aux arnaques

Les « eaux florales » ne résultent pas toujours d'une distillation. Parfois, il peut s'agir d'une simple infusion, ou d'une eau pure à laquelle un arôme naturel ou artificiel a été ajouté. L'arnaque la plus courante concerne l'eau de fleur d'oranger, qui est rarement issue de la distillation et donc décevante si achetée pour une action thérapeutique.

Pour une utilisation cosmétique ou thérapeutique, privilégiez uniquement les véritables hydrolats résultant d'une distillation. **Ils sont facilement identifiables :** il n'y a qu'un seul ingrédient sur l'étiquette, éventuellement un ou deux agents conservateurs naturels en sus. Regardez donc sur l'étiquette si figurent les éléments suivants : « Nom latin de la plante » *flower water ou water*, X, Y (par exemple, *Lavandula angustifolia water extract*).

Si la liste des ingrédients de votre produit commence par WATER OU AQUA, *il ne s'agit pas d'un hydrolat au sens où nous l'entendons ici.*

Emploi et conservation

Les hydrolats sont très fragiles car il s'agit avant tout d'eau. Mais s'ils viennent d'être distillés, ils se conservent en réalité environ 12 mois, à l'abri de la lumière et de la chaleur. Après ouverture, consommez-les de préférence dans les 4 à 6 mois.

Les hydrolats s'utilisent de multiples façons.

En beauté, ils peuvent servir de toniques rafraîchissants, comme eau de rinçage pour le visage ou les cheveux, en bain de bouche…

En santé : ajoutés à 1 cuillerée à soupe dans une boisson, ils la rendent relaxante, ou particulièrement plaisantes… Puisque, selon les plantes distillées, les hydrolats possèdent différentes propriétés : adoucissantes, antiseptiques, calmantes, cicatrisantes, illuminatrices...

★ Simple, non ?

Un hydrolat possède les mêmes propriétés que l'huile essentielle et la plante dont il est issu, mais dans une mesure moindre ! Il est tellement doux qu'il ne connaît aucune contre-indication ou presque. Ainsi, l'hydrolat de géranium est astringent et assainissant comme l'huile essentielle de géranium, mais beaucoup plus faiblement.

Parce qu'ils sont avant tout des eaux, les hydrolats ne se mélangent évidemment ni à l'huile, ni à aucun corps gras. Vous pouvez, en revanche, les mélanger entre eux ou avec de l'eau, du gel d'aloe vera, de la glycérine végétale ou du jus.

COMMENT CHOISIR MON HYDROLAT BEAUTÉ

PEAU GRASSE OU ACNÉIQUE :
lavande vraie, lavande aspic, lavandin super, tea tree, niaouli, romarin à verbénone, géranium rosat, petit-grain bigarade, myrte...

PEAU SÈCHE OU MATURE :
rose (de mai ou de Damas), ciste ladanifère, hélichryse italienne (immortelle), fleur d'oranger, lavande vraie, petit-grain bigarade, ylang-ylang...

PEAU SENSIBLE OU ATOPIQUE (ECZÉMA) :
ciste ladanifère, hélichryse italienne (immortelle), eau de bleuet.

En beauté

Anti-âge

L'hydrolat de rose de Damas ou, si vous aimez l'odeur du maquis, l'hydrolat d'immortelle de Corse sont vos alliés !

→ Vaporisez sur la peau démaquillée en fermant les yeux. Laissez poser un instant, puis appliquez votre crème habituelle. Effet liftant discret mais garanti !

Bouche saine

Un gargarisme ou un véritable bain de bouche à l'hydrolat de menthe poivrée ou de laurier est possible.

→ Pratiquez comme avec un produit aseptisant du commerce. Cela n'assèche pas la bouche et est tout aussi efficace.

Cheveux parfumés

→ Vaporisez un peu d'hydrolat d'ylang-ylang sur vos cheveux secs. Laissez sécher à l'air libre et coiffez. Vos cheveux sont comme revigorés et sentent délicieusement bon.

Chute de cheveux

→ Vaporisez matin et soir de l'hydrolat de romarin officinal sur la tête et massez doucement en assouplissant bien le cuir chevelu, sans frotter. La chute s'atténue et la circulation sanguine est ravivée.

Crème de beauté

→ Si vous êtes adepte de la cosmétique maison, n'oubliez pas qu'un hydrolat **remplace avantageusement l'eau** dans une recette de

crème. Choisissez celui de sauge sclarée, de tea tree ou de romarin si vous avez la peau grasse ; préférez l'hydrolat de rose, d'immortelle, de fleur d'oranger si vous avez la peau sèche. L'hydrolat de lavande vraie convient à tous.
Pour de bonnes recettes de crème, relisez mes livres dédiés à la Slow Cosmétique ou testez la recette que je vous propose p. 125.

Couperose et rougeurs

→ Appliquez sur les joues ou la peau rougie des compresses d'eau d'hamamélis ou d'hydrolat de matricaire (camomille allemande), à intervalles réguliers. Cela apaise vite et bien.

Démaquillage

Les fans de la Slow Cosmétique se démaquillent à l'huile avec une éponge, avant de se passer sur le visage un coton ou une lingette imbibée d'hydrolat adapté au type de peau.

Déo fraîcheur

Testez l'hydrolat de menthe poivrée, de menthe verte ou de laurier noble en vaporisateur rafraîchissant. Il remplacera avantageusement votre déo si vous transpirez peu. Comme il est sans alcool et sans aluminium, il est idéal pour les aisselles sensibles. C'est aussi une bonne idée que d'utiliser ce type de produit en spray rafraîchissant sur le corps en été.

En applications thérapeutiques

Digestion

→ Prenez 1 cuillerée à soupe d'hydrolat de basilic ou de cannelle dans un petit verre d'eau. C'est souverain pour digérer mieux et plus sereinement.

Jambes lourdes

→ Vaporisez de l'hydrolat de menthe poivrée sur les jambes, des chevilles jusqu'aux cuisses. Cela rafraîchit vite et relance très modestement la circulation. À faire au bureau ou lors d'une journée chargée.

Stress

→ Prenez 1 cuillerée à soupe d'hydrolat de lavande vraie dans un petit verre d'eau et buvez doucement en respirant sereinement. Le calme arrive toujours après la tempête.

Yeux irrités

→ Posez des compresses imbibées d'eau de bleuet sur les yeux rougis ou fatigués. Laissez poser 10 minutes au moins, en position de repos. Après quelques applications, vous constaterez que votre regard retrouve son éclat.

À la cuisine

Cuisine saine

N'hésitez pas à utiliser les hydrolats en cuisine, dans des salades, par exemple, ou encore pour concocter des boissons fraîches !

N'en consommez pas plus de 1 cuillerée à soupe par jour et par personne. L'hydrolat de cannelle et celui de menthe poivrée sont adaptés aux boissons estivales. L'hydrolat de basilic ou celui de fleur d'oranger parfument une sauce, une boisson digestive…

Au quotidien

Parfum pour la maison

Vous n'avez plus de désodorisant purifiant sous la main ?

→ Qu'à cela ne tienne, utilisez un de vos hydrolats sous forme de spray, en diffusion atmosphérique dans les toilettes, la cuisine ou sur le linge de maison ! L'hydrolat de lavande vraie ou de lavandin est idéal, mais celui de cannelle et celui de fleur d'oranger sentent très bon aussi !

MA BEAUTÉ au NATUREL de A à Z

ACNÉ BOUTONS ET POINTS NOIRS

on fait quoi ?

L'acné concerne beaucoup de monde : 4 adolescents sur 5, et 1 adulte sur 4 sont touchés. Mais qui dit boutons ne dit pas toujours acné. Petit point avant de vous lancer dans des soins pour peaux à imperfections…

L'acné, qu'est-ce que c'est ?

L'acné véritable, que seul un dermatologue peut vous aider à diagnostiquer correctement, est une maladie de la peau due à plusieurs facteurs :

- l'action des hormones sexuelles mâles stimule la production de sébum, ce qui provoque une peau « trop grasse » ;
- cette peau « trop grasse » ayant un pH insuffisamment acide, les bactéries, principalement *Propionibacterium acne*, se régalent et survivent en nombre, ce qui irrite la peau et provoque une inflammation ;
- les comédons, des amas de débris cellulaires, de sébum et de bactéries, se forment et bouchent les pores, faisant gonfler les follicules sébacés ;
- lorsqu'un follicule pilo-sébacé éclate, des débris et des impuretés se répandent dans le derme ; il en résulte une réaction inflammatoire : un bouton rouge et douloureux.

Nettoyer les peaux à problèmes

Cette étape est essentielle en cas de peau couverte d'acné ou avec des boutons isolés. Les peaux à tendance acnéique doivent préserver un pH acide. Le savon est donc à éviter. Surtout, elles ne doivent pas être en contact avec des tensioactifs agressifs, ni avec de d'alcool. Utilisez plutôt un détergent le plus doux possible (eau micellaire légèrement acide ou mousse nettoyante sans savon, voire plus simplement hydrolat de sauge, de laurier ou de romarin sur un coton).

Si vous êtes maquillée

→ Une lotion micellaire bio ou portant la mention Slow Cosmétique est votre alliée. Utilisez-la sur un coton ou, mieux, une lingette lavable. Cette eau nettoyante, fraîche et non grasse, permet à la peau de maintenir un pH bien acide comme il se doit.

Si vous n'êtes pas maquillée

→ Optez pour une base lavante neutre sans savon. Lisez la liste INCI. Elle doit être à base de tensioactifs doux dérivés de coco, surtout sans alcool, ni lauryl éther sulfate de sodium (ou laureth sulfate de sodium), ni laurylsulfate de sodium [LSS] (ou dodécylsulfate de sodium [SDS]). Légèrement moussante, sans savon, vous nettoierez votre peau sans l'agresser grâce à elle.

Si vous préférez le savon

→ Choisissez des savons à froid. Prenez-les obligatoirement surgras et enrichis en huiles essentielles connues pour leurs propriétés assainissantes et régulatrices du sébum : tea tree, lavande vraie, lavandin ou niaouli !

LES PLUS DE L'HYDROLAT

Après avoir utilisé un produit démaquillant (huile, lotion micellaire) ou un produit lavant (gel moussant, savon à froid...), terminez votre démaquillage/nettoyage avec un peu d'hydrolat passé à l'aide d'un coton ou d'une lingette. Avec cette eau florale, vous tonifiez, resserrez les pores et réacidifiez le pH de votre peau. Privilégiez les hydrolats de géranium rosat, d'immortelle, ou encore de romarin ou de lavandin, toutes plantes bénéfiques pour les peaux à problèmes. À faire, si possible, 2 fois par jour.

Exfolier en douceur

Avec l'acné, pas question de pratiquer un gommage, même avec des grains fins ! Mais une exfoliation douce libère les pores et ravive le teint.

1. Nettoyez-vous le visage, 2 à 4 fois par semaine, avec un peu d'argile blanche surfine déposée dans le creux de votre main et mélangée à de l'eau : l'argile blanche se transforme en lait nettoyant et exfoliant en douceur ! Très respectueux, ce « lait » minéral affine le grain de votre peau, tout en respectant son pH acide.

2. Utilisez, 1 à 3 fois par semaine, une éponge konjac de bonne qualité. Une fois mouillée et essorée, passez-la en effectuant des mouvements circulaires délicats sur votre visage bien propre. L'abrasion, très douce, est parfaitement adaptée aux peaux à problèmes.

100 % végétale et biodégradable, L'ÉPONGE KONJAC *est un dérivé de plante, façonné en forme d'éponge.*

3 Vous pouvez aussi pratiquer, 1 à 2 fois par semaine, un masque purifiant maison à base d'argile blanche (1 cuillerée à soupe) et de jus de citron (1 cuillerée à café) incorporés à 1 yaourt. Les acides qu'il contient exfolient en douceur et libèrent la peau. Massez ensuite le visage et le cou avec 3 gouttes d'huile de nigelle.

Bien hydrater

Les peaux grasses ou acnéiques peuvent être déshydratées ! Voici comment hydrater sans graisser, ni faire pire que mieux…

→ Avant tout, n'oubliez pas que boire de l'eau ou du thé vert et des infusions est idéal pour hydrater la peau. Une alimentation saine joue aussi un rôle important. Vérifiez si vous supportez les laitages et, au besoin, évitez-les pendant 1 mois pour observer les résultats. Supprimez les excitants autant que possible, ainsi que l'alcool et l'exposition aux UV.

→ Côté produits, optez pour une huile régulatrice (qui limite la production de sébum et la vie bactérienne) ou une crème fluide et légère, non grasse. Choisissez-les sans alcool, ni parfum synthétique, ni dérivé pétrochimique et matière plastique ou silicone.

→ Vous pouvez également confectionner votre sérum hydratant. Il devra être non comédogène, réguler la production de sébum, diminuer l'inflammation et favoriser la cicatrisation… Sacré challenge ! Pour un résultat optimal, mélangez à parts égales de l'huile de nigelle et de l'huile de noyaux d'abricot ou de jojoba, et ajoutez au mélange 2 % d'huiles essentielles choisies pour leurs propriétés assainissantes, cicatrisantes ou régulatrices comme la lavande vraie, le lavandin, le niaouli, le romarin à verbénone, la sauge sclarée, le petit-grain bigarade ou le tea tree.
Vous pouvez utiliser plusieurs huiles essentielles, mais le dosage total ne doit pas dépasser 2 %, soit 7 gouttes au maximum pour 15 ml de produit…

★ La mention « non comédogène » est souvent abusive

Lisez donc attentivement la liste des ingrédients en rejetant d'emblée les produits contenant ceux qui suivent. Ce sont les pires pour l'acné.

- *Paraffinum liquidum* (huile de paraffine)
- *Petrolatum*
- *Cera microcristallina* (cire microcristalline)
- les substances contenant le groupe de lettres PEG et PPG
- les composants en -one ou -oxane (dont dimethicone)
- xyz-alcohol et alcohol seul
- les huiles végétales *Prunus amygdalis* (amande douce), *Triticum vulgare* (germe de blé), et dans une moindre mesure *Cocos nucifera* (huile de coco ou coprah)
- la lanoline (graisse animale).

Un point noir ? J'enrage !

Les points noirs, ou comédons, sont notre cauchemar. On les trouve surtout sur les zones grasses du visage, riches en glandes sébacées (zone T du visage, front, nez et menton, haut du dos). Au contact de l'air, l'amas lipidique bouche les pores, s'oxyde et devient noir. Même inesthétique, un point noir est bénin ; il ne doit pas être confondu avec un bouton.

TRITURER SES POINTS NOIRS AVEC LES DOIGTS ET UN MOUCHOIR EST À PROSCRIRE !

Vous risquez en effet d'abîmer le follicule pilo-sébacé et de provoquer son infection… et l'apparition d'un bouton. Seules les esthéticiennes formées ont la technique, et encore c'est assez rare et souvent très douloureux.

★ Utilisez un tire-comédon

Jusqu'à 2 fois par semaine, idéal pour les points noirs, notamment ceux situés sur les tempes ou le menton. Cet outil beauté, vendu en pharmacie, ressemble à une très petite cuillère avec le fond troué : vous placez le trou sur le point noir et vous appuyez doucement en tournant. Les points noirs partiront plus facilement après un sauna facial. Une fois les points noirs éliminés, nettoyez votre peau avec une eau florale (hamamélis, eau de rose, hydrolat de camomille…), puis réhydratez-la avec une crème ou un soin non comédogène.

RECETTES

Sauna facial

POUR 1 BOL

4 gouttes d'HE de romarin à verbénone (*Rosmarinus officinalis verbenoniferum L.*) ou de myrte

- Versez l'huile essentielle dans un bol d'eau frémissante.
- Gardez le visage 5 minutes environ au-dessus du bol en protégeant vos yeux. Sous l'effet de la vapeur chaude, les pores vont se dilater.

Lait nettoyant douceur

POUR 1 APPLICATION

1 cuillerée à café d'argile blanche surfine (kaolinite ou illite, rien d'autre)

- Mélangez l'argile blanche avec 1 cuillerée à soupe d'eau dans le creux de votre main.
- Appliquez ce lait sur votre visage, sans frotter, puis rincez.
- Procédez ainsi 2 à 4 fois par semaine.

→

RECETTES

Sérum hydratant
pour peau à problèmes

POUR ENVIRON 15 ML

1 cuillerée à soupe (10 ml) d'huile de nigelle
1 cuillerée à café d'huile de jojoba ou de noyaux d'abricot
3 gouttes d'HE de lavande vraie (*Lavandula angustifolia Miller*)
2 gouttes d'HE de tea tree (*Melaleuca alternifolia*)
2 gouttes d'HE de romarin à verbénone (*Rosmarinus officinalis verbenoniferum L.*)

- Dans un flacon en verre (ou en plastique) ambré, bleuté, ou en aluminium de plus de 15 ml, versez successivement les différents ingrédients. Remuez.
- Versez 3 ou 4 gouttes maximum de sérum dans le creux de la paume, et frottez-vous les mains pour le chauffer. Appliquez-le matin et soir sur la peau nettoyée en effectuant des mouvements amples pour bien faire pénétrer.

→ *Ce sérum se conserve 12 mois à l'abri de l'air, de la lumière et de la chaleur.*

→ *N'utilisez pas ce sérum si vous êtes enceinte, sauf si vous avez retiré de la formule l'huile essentielle de romarin à verbénone.*

× **Vous pouvez opter pour d'autres huiles essentielles,** comme le lavandin (*Lavandula hybrida super*), le niaouli (*Melaleuca quinquenervia viridiflora*), la sauge sclarée (*Salvia sclarea*) ou encore le petit-grain bigarade (*Citrus aurantium ssp. aurantium*), aux mêmes propriétés assainissantes, cicatrisantes et régulatrices.

× **Si vous n'aimez pas la sensation d'huile,** réalisez un oléogel en mélangeant du gel d'aloe vera d'une marque de qualité (mention Slow Cosmétique si possible) avec moitié moins d'huile de nigelle et en ajoutant 1 % d'huiles essentielles au choix parmi celles citées précédemment. Vous obtenez ainsi une crème légère, non grasse et pénétrante.

Masque purifiant
pour peau grasse avec boutons et points noirs

POUR 1 APPLICATION

1 cuillerée à soupe d'argile blanche
1 cuillerée à café de jus de citron
1 yaourt
3 gouttes d'huile de nigelle

- Mélangez l'argile blanche, le jus de citron (acide citrique) et un peu d'eau, jusqu'à l'obtention d'une pâte. Ajoutez le yaourt (riche en acide lactique).
- Appliquez sur le visage et laissez poser 15 minutes. Puis rincez. Massez ensuite le visage et le cou avec l'huile de nigelle.

× **Vous pouvez aussi** appliquer un coton imbibé d'un mélange eau-vinaigre de cidre à parts égales que vous laisserez poser 15 minutes avant de rincer.

× **Autre option pour atténuer les points noirs :** mélangez une cacahuète de farine de riz et quelques gouttes de vinaigre de cidre ou de vinaigre des 4 voleurs ; massez-vous le nez ou le menton 3 minutes avec cette pâte, attendez 5 minutes, et rincez abondamment.

ANTI-ÂGE
au naturel
DES SOLUTIONS

Des traits du visage qui s'affaissent ? Des rides qui apparaissent ? Les signes du temps sont là, ennemis jurés de nos miroirs... Depuis que la cosmétique existe, des formules en tout genre promettent monts et merveilles, et les publicités sont inépuisables : rides « repulpées », « effacées », « lissées »... Qu'en est-il en réalité ?

Pas de faux espoirs !

Eh oui, vous allez être déçus ! Aucun cosmétique, même naturel, n'est capable de combler réellement une ride installée. Aucun ne peut l'effacer définitivement. *Idem* pour le double menton, le cou fripé ou les bras flasques.
Les cosmétiques high-tech ont beau vous démontrer par A + B que vos rides peuvent s'atténuer en appliquant tel ou tel produit, les résultats sont en réalité superficiels, ou tiennent plutôt du placebo, voire du maquillage si l'on considère qu'un produit qui lisse la peau ne la pénètre pas.
Faut-il dès lors ne plus jamais sourire ou

bien avoir forcément recours à la médecine esthétique ? Non ! Ce sont là des solutions radicales. Mais il est possible d'atténuer visuellement les rides et de prévenir leur développement, ou d'atténuer les signes de l'âge quand ils sont là.

Qu'est-ce qu'une ride ?

Une ride est une cassure ou un sillon au niveau du derme, qui se marque à la surface de la peau, l'épiderme. Il en existe plusieurs types.

→ Rides d'expression : Certaines rides sont dues aux plis répétés que connaît la peau lorsque le visage s'exprime, sourit ou se crispe. Ces rides « d'expression » sont souvent situées aux coins des yeux ou de la bouche. Pour les atténuer, le Botox, par exemple, inhibe l'influx nerveux, empêchant ainsi la peau de se plisser, afin de lisser la zone ciblée temporairement… jusqu'à la prochaine injection !

→ Rides profondes : D'autres rides, souvent plus profondes, sont dues à une modification de la structure cutanée (perte de collagène) combinée au pouvoir irrémédiable de l'attraction terrestre. C'est la « ptose » : la peau, moins élastique, retombe vers le bas et se plisse. Le combat est perdu d'avance pour les produits cosmétiques, qui restent en surface et n'atteignent jamais le derme abîmé. Certaines injections de comblement sont parfois proposées (à l'acide hyaluronique, par exemple). Je croise les doigts pour que vous tombiez sur un bon médecin esthétique !

★ Gymnastique faciale

Le premier réflexe antirides est la gymnastique faciale. Imaginez que vous ne stimuliez jamais les muscles de votre corps. Très vite, vos bras et vos jambes ressembleraient à des nouilles cuites…
Le visage est truffé de muscles qu'on oublie de stimuler pour les maintenir fermes et élastiques. Vous vous plaignez d'avoir perdu l'ovale de votre visage ? Vos joues tombent ? Ce n'est pas étonnant si vous n'avez jamais fait d'exercices pour maintenir les tissus bien en place…
La gymnastique faciale est une discipline méconnue qui propose des exercices ciblés pour travailler un ou plusieurs muscles du visage : les zygomatiques, les muscles du contour de la bouche, ceux de la mâchoire, des pommettes, du contour de l'œil et même les muscles situés à hauteur des sourcils et du front.
Elle est d'une efficacité redoutable. Même les peaux matures déjà ridées en bénéficient, car les muscles exercés régulièrement reprennent volume et élasticité rapidement. Encore faut-il connaître les bons exercices et les pratiquer à raison de 10 minutes chaque jour. Renseignez-vous sur des ateliers et praticiens de yoga facial dans votre région, il y en a de plus en plus. Ou voyez ma chaîne YouTube « Julien Kaibeck ».

L'exfoliation

→ **Un bon gommage ne sert pas qu'à nettoyer la peau.** Il élimine des cellules mortes à la surface de l'épiderme, en fait remonter de plus jeunes à la surface et, par son action mécanique, stimule l'échange sanguin dans le derme, là où il est important de garder une bonne tonicité le plus longtemps possible.

Depuis de nombreuses années, les médecins esthétiques pratiquent des peelings à l'acide glycolique ou aux acides de fruits, qui visent à « faire peau neuve » : une couche plus ou moins superficielle est éliminée, et la peau régénérée paraît plus jeune. Ces interventions sont cependant coûteuses, peu aisées et non naturelles.

→ Chez vous, adoptez une routine d'exfoliation régulière, pour un effet au long cours. En vous gommant correctement la peau 2 fois par semaine, vous noterez déjà un résultat après un mois !

Le gommage mécanique

Le premier gommage de la semaine peut être mécanique, sauf si vous souffrez d'acné, de rosacée ou de couperose aiguë.

→ Faites-le avec une préparation aux grains très fins et très réguliers, comme du bicarbonate de soude mélangé à la même quantité d'huile d'argan. Massez-vous le visage avec la pâte obtenue, en procédant de l'intérieur vers l'extérieur, très doucement. Gommez ainsi 2 minutes au moins, en insistant sur les rides du front ou de la bouche, par petits mouvements circulaires du doigt, **mais sans appuyer** : ce sont les grains et l'huile qui vont lisser le grain de la peau, délicatement, de façon égale et répétée.

Le gommage enzymatique

Le second gommage peut être enzymatique, sous l'effet de l'acidité et sans action mécanique.

→ À l'aide d'un pinceau, vous appliquerez un mélange à parts égales de yaourt brassé (pour l'acide lactique), miel et jus de citron (pour les acides de fruits), en veillant à éviter soigneusement les yeux. Laissez poser 15 longues minutes, puis rincez avant de sécher et d'hydrater correctement avec un soin hydratant adapté et naturel.
Cette exfoliation douce égalise le teint et stimule le renouveau cellulaire. Tout bénéfice pour un visage plus jeune !

Le massage nutritif du visage

Si les soins cosmétiques vous intéressent, vous vous appliquez sans aucun doute quotidiennement un soin hydratant et protecteur sur le visage et le cou.
C'est très bien. Mais contient-il tous les nutriments vivants que la nature met à disposition ? Et l'appliquez-vous correctement ?
Vous l'aurez compris : un bon soin antirides est riche en vitamines et acides gras essentiels, et s'accompagne d'un massage relativement intense pour stimuler la peau. Voici quelques astuces à mettre en pratique chaque jour, le soir venu, et éventuellement le matin aussi.

Choisir un produit hydratant adapté

Sélectionnez un produit hydratant réellement riche en nutriments pour la peau, en tenant compte des indications portées sur l'étiquette. Un bon produit doit contenir dès le début de la liste d'ingrédients de bonnes huiles végétales anti-âge : rose musquée, églantier, argousier, pépins de framboise, onagre, bourrache ou argan. Voyez aussi ma recette de Crème hydratante, p. 125.

Bien l'appliquer

1 Versez quelques gouttes de votre soin hydratant dans le creux de la main pour le chauffer, puis étalez-le sur tout le visage et le cou. Utilisez le plat de vos paumes comme pour vous caresser le visage de façon appuyée. Une fois le produit étalé, utilisez la pulpe des doigts pour masser de l'intérieur vers l'extérieur du visage : le massage doit durer 2 minutes au moins…

2 Commencez par le milieu du front et redescendez sur les tempes, plusieurs fois. Pincez les sourcils en les lissant de l'intérieur vers l'extérieur. Tapotez délicatement le contour des yeux, de l'extérieur vers l'intérieur, puis dans l'autre sens. Massez ensuite les bajoues et les joues de bas en haut, et sentez les muscles de vos pommettes s'écraser sous vos mouvements pour se gonfler de sang ensuite.

3 Terminez par des mouvements de lissage sur le menton, puis le cou, de bas au haut. L'important est de masser de façon répétée et symétrique, avec le plat des paumes, sans froisser la peau. Ce massage est un réel plaisir sensoriel, encore meilleur lorsqu'on sait qu'il stimule tellement l'échange de sang et d'oxygène qu'il en devient un geste antirides majeur.

★ Appliquez d'abord votre huile
en massant, puis la crème.

Le soin spécifique peau mature

Si vous n'avez pas envie de payer de 30 à 120 euros pour le sérum anti-âge dernier cri, souvent décevant dans sa formule à base d'ingrédients synthétiques, confectionnez votre recette !

→ Pour un sérum liftant, avec des vitamines et des acides gras essentiels qui nourrissent la peau, il vous suffit de mélanger quelques huiles végétales avec des essences aromatiques. Voyez la recette p. 94. Certains de ces produits sont précieux et un peu onéreux, mais au final, ils reviennent bien moins cher que les produits du commerce !

Votre programme anti-âge en un clin d'œil

Ce programme n'est pas magique mais il a le mérite d'être adapté à tous et basé sur ce qui marche vraiment. Il vous demande, certes, de vous investir (exercices, gestes, alimentation), mais il vous fera un bien fou. Bonne nouvelle : il ne coûte pas aussi cher et n'est pas aussi farfelu que bien des solutions proposées sur le chemin de la jeunesse éternelle !

Une alimentation riche en vitamines A et E : épinards, carottes, amandes, germes de blé sont vos alliés.

Une alimentation riche en acides gras oméga 3 : foie de morue, sardines, huiles de cameline, de lin, de colza, de rose musquée bio…

De l'exercice physique au moins 2 fois par semaine.

10 minutes de gymnastique faciale par jour.

Un massage du visage consciencieux, de 2 minutes au moins par jour, avec un produit de qualité (huile d'argan, d'églantier, de son de riz, etc.).

2 séances d'exfoliation douce par semaine.

1 masque apaisant 2 à 3 fois par mois.

RECETTES

Gommage mécanique

POUR 1 APPLICATION

1 cuillerée à café de bicarbonate de soude
1 cuillerée à café d'huile d'argan

- Mélangez dans un bol le bicarbonate de soude avec l'huile d'argan.
- Avec la pâte obtenue, massez-vous le visage de l'intérieur vers l'extérieur, sans frotter ni appuyer.
- Répétez ces mouvements très doucement, comme des caresses. Faites ce gommage pendant 2 minutes au moins en insistant sur les rides du front ou de la bouche, par petits mouvements circulaires du doigt. Surtout n'appuyez pas, mais laissez les grains et l'huile frotter délicatement la peau de façon égale et répétée.
- Terminez en rinçant abondamment.

→ *Si vous souffrez d'acné, de rosacée ou de couperose aiguë, ce gommage est à proscrire.*

Gommage enzymatique

POUR 1 APPLICATION

1 cuillerée à café de jus de citron
1 cuillerée à café de yaourt brassé
1 cuillerée à café de miel

- Mélangez dans un bol le jus de citron (pour les acides de fruits), le yaourt brassé (pour l'acide lactique) et le miel.
- Appliquez cette préparation liquide au pinceau, sur tout le visage, en veillant bien à éviter les yeux.
- Laissez poser 15 longues minutes : cela picote un peu.
- Rincez ensuite à l'eau avant de sécher et d'hydrater correctement avec un hydratant adapté et naturel. Cette exfoliation douce égalise le teint et stimule le renouveau cellulaire !

→

RECETTES

Sérum hydratant raffermissant

POUR ENVIRON 30 ML

2 cuillerées à soupe (20 ml) d'huile d'argan vierge bio
1 cuillerée à soupe d'huile de rose musquée bio
6 gouttes d'HE de ciste ladanifère (*Cistus ladaniferus*)
ou de géranium rosat (*Pelargonium graveolens*)
ou de palmarosa (*Cymbopogon martinii*)
ou de bois de Hô (*Cinnamomum camphora linaloliferum*)
au choix (ces huiles essentielles sont réputées astringentes et « liftantes » et elles ont un excellent rapport qualité/prix)
OU
6 gouttes d'un mélange de 2 ou 3 HE citées ci-dessus

- Dans un flacon en verre ambré de 30 ml (type flacon de pharmacie), versez successivement les différents ingrédients à l'aide d'un petit entonnoir. Remuez.
- Matin et soir, déposez 3 gouttes de ce sérum dans le creux de vos mains et massez uniformément sur l'ensemble du visage et du cou bien propres. N'oubliez pas le décolleté si les signes de l'âge sont là. Massez longtemps, c'est le secret d'un effet bluffant ! Le soir, plus besoin de crème de nuit !
- Le matin, laissez pénétrer 1 à 2 minutes avant de passer au soin de jour (crème) et au maquillage.

→ *Cette huile se conserve 6 mois environ à l'abri de la chaleur, de l'air et de la lumière.*

Sérum 2 en 1

pour peau vieillissante à tendance grasse ou à problèmes

POUR ENVIRON 30 ML

2 cuillerées à soupe (20 ml) d'huile de noisette, de jojoba ou de noyaux d'abricot vierge et bio
1 cuillerée à soupe d'huile de nigelle bio
6 gouttes d'HE de niaouli (*Melaleuca quinquenervia viridiflora*)
ou de romarin à verbénone (*Rosmarinus officinalis verbenoniferum L.*)
ou d'immortelle (*Helichrysum italicum*)
ou de sauge sclarée (*Salvia sclarea*)
au choix (ces huiles essentielles sont réputées purifiantes, légèrement exfoliantes et « cicatrisantes », idéales pour les boutons non identifiés et bonnes antioxydantes anti-âge)
OU
6 gouttes d'un mélange de 2 ou 3 HE citées ci-dessus

- Dans un flacon en verre ambré de 30 ml (type flacon de pharmacie), versez successivement les différents ingrédients à l'aide d'un petit entonnoir. Remuez.
- Matin et soir, déposez 3 gouttes de ce sérum dans le creux des paumes et frottez-vous les mains pour le chauffer. Massez uniformément et longuement l'ensemble du visage et du cou bien propres. Si vous trouvez le sérum vraiment trop gras, ajoutez 1 goutte de gel d'aloe vera pur (marque Bioflore®, par exemple) avant de vous frotter les mains.

→ *Cette huile se conserve 6 mois environ à l'abri de la chaleur, de l'air et de la lumière.*

RECETTES

Masque apaisant
anti-âge

POUR 1 APPLICATION

1 cuillerée à soupe de miel semi-liquide
1 cuillerée à café d'eau de rose ou de géranium rosat
1 cuillerée à café d'huile végétale (huile d'argan, de chanvre ou de rose musquée)
fécule de maïs (facultatif)

- Mélangez le miel, l'eau florale et l'huile végétale. Si le mélange vous paraît trop liquide, épaississez-le en ajoutant un peu de fécule de maïs.
- Massez le visage et le contour des yeux. Vous pouvez aussi appliquer cette préparation en laissant tremper des cotons dedans avant de les appliquer sur la peau. Laissez poser 15 minutes avant de rincer.
- Passez ensuite de l'eau florale de rose ou de géranium rosat, puis appliquez votre crème de soin habituelle, si possible bio ou portant la mention « Slow Cosmétique », pour garantir un apport suffisant en acides gras essentiels.

BAIN de PRINCESSE aux HUILES ESSENTIELLES

→

Vous rêvez d'un vrai moment de détente dans la salle de bains ? Optez pour un bon bain aux huiles essentielles, un *must* pour la relaxation et la beauté... à condition de savoir s'y prendre pour en profiter pleinement.

Vous avez dit « bain aromatique » ?

Cette tradition est un peu oubliée, mais le bain aromatique est incomparable pour profiter des effets relaxants des huiles essentielles, tout en faisant du bien à la peau. Les Romains le pratiquaient déjà avec des plantes aromatiques telles que romarin, laurier ou lavande jetées dans l'eau. Il s'agit avant tout d'un moment de détente, et le but n'est pas vraiment de se laver. Mieux vaut donc procéder à une toilette rapide avant, si possible, car il est déconseillé de se rincer après le bain.

En pratique

Les huiles essentielles ne se mélangeant pas à l'eau, utilisez un produit dispersant pour les répandre uniformément dans l'eau. Le miel, la crème fraîche ou le lait en poudre font parfaitement l'affaire. Choisissez également des huiles essentielles non dermocaustiques, telles que lavande vraie, eucalyptus radié, ylang-ylang, lavandin, petit-grain bigarade, niaouli, néroli ou géranium rosat...

RECETTES

Mélanges bienfaisants

POUR 1 BAIN D'ADULTE

2 cuillerées à soupe de miel ou de crème fraîche entière

15 gouttes maximum d'HE selon l'effet recherché

Pour un bain qui détend les muscles endoloris mais aussi l'esprit stressé

9 gouttes d'HE de lavande vraie (*Lavandula angustifolia Miller*)

6 gouttes d'HE de marjolaine à coquilles (*Origanum majorana*)

Pour un bain tonique qui booste l'immunité

8 gouttes d'HE de bois de rose (*Aniba rosaeodora var. amazonica*) ou ravintsara (*Cinnamomum camphora cineoliferum*)

6 gouttes d'HE d'épinette noire (*Picea mariana*)

Pour un bain sensuel et exotique à la fois

8 gouttes d'HE d'ylang-ylang (*Cananga odorata*)

4 gouttes d'HE de géranium rosat (*Pelargonium graveolens*)

- Mettez dans un bol le miel ou la crème fraîche, dispersez dessus les huiles essentielles de votre choix et remuez.
- Remplissez la baignoire avec de l'eau à 36 ou 37 °C.

→

RECETTES

- Versez le mélange aromatique dans l'eau et mélangez à la main.
- Plongez dans le bain après vous être lavée et restez-y 20 minutes maximum pour bien profiter des effets des huiles essentielles.
- Épongez-vous avec l'eau aromatisée pour bien la répartir. Puis rincez superficiellement et séchez la peau.

× **25 cl d'hydrolat aromatique** - de lavande, par exemple - ajoutés à l'eau d'un bain chaud garantissent un bain très relaxant. Idéal pour les femmes enceintes ou allaitantes !

× **Certaines huiles essentielles sont irritantes** et strictement déconseillées (celles de cannelle, d'origan, de clou de girofle, par exemple). Plus particulièrement, l'usage des huiles essentielles dans un bain est déconseillé aux femmes enceintes ou allaitantes, et aux enfants de moins de 6 ans.

Poudre magique

POUR 1 BAIN D'ADULTE

4 grosses cuillerées à soupe de lait en poudre
15 gouttes d'HE (parmi celles citées p. 96 et selon l'effet recherché)

- Dans une jatte ou un petit saladier, mettez le lait en poudre, puis ajoutez les huiles essentielles choisies. Travaillez le tout au pilon ou à la fourchette pour bien disperser les huiles dans le lait en poudre.
- Versez le tout dans l'eau du bain et agitez avec la main. Cette poudre délicieusement parfumée répartit harmonieusement les huiles essentielles dans le bain mais transforme aussi l'eau en un lait très doux pour la peau. Effet Cléopâtre garanti !

→ *Vous pouvez préparer cette poudre en plus grande quantité si vous le souhaitez, en respectant le même rapport de proportions. Elle se conserve plusieurs semaines sans problème à l'abri de l'air, de la chaleur et de l'humidité.*

× **Vous n'avez pas de baignoire ?** Qu'à cela ne tienne : ajoutez 3 gouttes maximum d'une huile essentielle non irritante à une dose de votre gel douche neutre ou de votre shampooing !

BAUME à LÈVRES PROTECTEUR

Le stick qui nous protège les lèvres et les réhydrate en hiver ou au soleil est souvent appelé « beurre de cacao ».
On en trouve partout et à tous les prix. Mais la plupart des formules ne contiennent pas de beurre végétal.
C'est la paraffine et les huiles pétrochimiques qui ont la part belle ! Dommage, quand on sait que le véritable beurre de cacao, ingrédient de base du chocolat, est une vraie bombe d'actifs cosmétiques.

Vous avez dit « beurre de cacao » ?

Le beurre de cacao est issu de la pression des fèves de *Theobroma cacao*, nommé ainsi par le botaniste Linné en référence à la « nourriture des dieux » vénérée par les populations aztèques et mayas, qui consommaient le cacao comme une épice ou une boisson.

Brut, le beurre de cacao est brun et très aromatisé. Celui utilisé en cosmétique est raffiné, c'est-à-dire « lavé » à l'eau ou aux solvants ; il sert à fabriquer des baumes à lèvres ou des soins du corps. Très dur, il doit toujours être fondu au préalable.

Le beurre de cacao naturel contient surtout des acides gras, saturés aux deux tiers, et environ un tiers d'insaturés (oméga 9 surtout). C'est donc un produit très protecteur et hydratant pour la peau.

Mais il contient aussi de nombreux autres composés, plus complexes, qui en font un cosmétique de pointe :

- des polyphénols (des flavonols et des flavonoïdes tels que la catéchine, l'épicatéchine), de puissants antioxydants, capteurs de radicaux libres, qui aident à restructurer la peau en stimulant la synthèse de collagène ;
- de la théobromine et de la caféine, aux effets lipolytiques, c'est-à-dire qu'ils augmentent la capacité des cellules adipeuses à déstocker la graisse qu'elles contiennent ;
- de la vitamine E, un antioxydant naturel ;
- des phytostérols cicatrisants et réparateurs ; du squalène, naturellement présent dans la peau et le sébum, qui aide à régénérer le ciment lipidique de la couche cornée.

RECETTE

Baume à lèvres

au véritable beurre de cacao

POUR 10 G

3 g de beurre de cacao brut bio râpé (Bioflore®, BioAngelica®…)
3 g d'huile de jojoba, d'olive ou de noisette
1,5 g de cire d'abeille en paillettes (magasins bio, herboristeries, Internet)
1 goutte d'HE de poivre noir (*Piper nigrum*) ou de menthe poivrée (*Mentha x piperita*) ou de géranium rosat (*Pelargonium graveolens*)

- Réunissez dans un bol le beurre de cacao, l'huile végétale (pesée dans un bécher sur une balance de précision) et les paillettes de cire, et faites fondre au bain-marie ou à feu très doux.
- Versez la préparation fondue dans un tout petit pot, de type petit pot de confiture d'hôtel que vous aurez au préalable bien nettoyé et désinfecté avec de l'alcool ou du vinaigre.
- Avant que le baume ne durcisse, ajoutez l'huile essentielle choisie pour son goût et son arôme. Remuez avec une petite spatule ou le manche d'une cuillère propre, et laissez prendre 12 heures au réfrigérateur.
- Ce soin réparateur et délicieusement parfumé s'applique au doigt sur les lèvres, tout au long de la journée.

× **Si vous ne souhaitez pas utiliser** d'huile essentielle, remplacez-la par 1 goutte de miel liquide.

BRONZAGE *au* NATUREL

La belle saison est de retour. Voici quelques astuces au naturel pour se chouchouter en mode slow, bio et secure.

Quelques règles pour bronzer correctement

Le soleil est le grand ami de votre immunité - les UVB stimulent la synthèse de la vitamine D, et le rayonnement solaire est bienfaisant pour l'organisme. Mais attention à ne pas en abuser ! Le soleil est à consommer avec modération...

→ Allez-y mollo. Une séance de bronzage devrait être progressive. Ne vous exposez pas entre 11 heures et 15 heures, quand le soleil est au zénith, cela permet d'éviter les rayons les plus cruels, ou alors pas plus de 10 à 15 minutes d'exposition totale. Cela suffit pour faire le plein en UVB. Au-delà, ces rayons causent de vilaines brûlures.

→ En dehors des heures citées, vous pouvez vous exposer plus longuement, mais toujours après application d'une crème écran solaire. Au cours de la journée, la meilleure protection reste l'ombre et les vêtements en coton clair, voire certains vêtements anti-UV pour les tout-petits.

→ Remettez-en une couche ! Le soin anti-UV ne protégeant jamais entièrement, prenez l'habitude d'en mettre plusieurs fois par jour : après la douche le matin avant de vous habiller, mais aussi à l'arrivée sur la zone de bronzage, puis après la baignade, etc. C'est fastidieux mais surtout important pour les enfants dont la peau est moins armée contre les coups de soleil.

→ **Optez pour la qualité.** Tous les soins solaires de l'Union européenne (UE) sont soumis à un cadre réglementaire strict. Ils protègent donc tous efficacement pour autant qu'ils portent le logo anti-UVA garantissant une protection contre tous les rayons ultraviolets.

LES SOINS SOLAIRES CONVENTIONNELS SONT TRÈS CRITIQUABLES,

même ceux vendus en pharmacie. Nombreux sont ceux qui contiennent des filtres chimiques désastreux pour l'environnement et sujets à polémique concernant la santé. Le benzophénone, par exemple, est un filtre solaire courant, qui est soupçonné de tuer le corail, mais aussi d'être un perturbateur endocrinien.

→ **Prenez le bon indice.** On parle aujourd'hui de basse, moyenne ou haute protection (FPS 50). Pour les peaux claires et les petits, choisissez de préférence un FPS 30 au moins (la différence entre 30 et 50 est en réalité infime) ; les peaux mates peuvent se satisfaire d'un FPS 20, mais tout dépend de l'intensité de l'exposition.

→ **Évitez les nanos !** Exigez une formule sans nanoparticules, c'est une garantie supplémentaire pour la santé. Les marques Biosolis® et Ibbeo® proposent des soins certifiés bio sans nano : un bon choix !

★ Soins solaires certifiés

On trouve sur le marché des soins solaires certifiés bio par Ecocert, Cosmebio, Nature &Progrès ou Natrue... Certains, parmi les plus pointus, portent la mention « Slow Cosmétique » : leur formule ne comprend ni pétrochimie, ni substances polémiques pour l'environnement tels que divers filtres synthétiques chimiques. Leur secret ? Allier des filtres minéraux qui réfléchissent la lumière avec des huiles végétales réputées antioxydantes. Un produit bio garantit une non-toxicité pour les coraux ; pour la santé humaine, il faut en outre du « sans nanoparticules ». Car les filtres minéraux sont formulés à base d'oxyde de zinc ou de dioxyde de titane par exemple, qui ne posent pas de problème si la taille des molécules est conséquente, mais peuvent susciter la polémique s'ils sont de taille nano, et susceptibles alors de pénétrer l'organisme.

LORS DE VOS ACHATS VÉRIFIEZ QUE LE PRODUIT SOLAIRE EST CERTIFIÉ BIO

par un organisme reconnu ou qu'il porte la mention « Slow Cosmétique ».

- *Assurez-vous qu'il ne contient pas de nanoparticules.*
- *Privilégiez les formules qui contiennent de bonnes huiles antioxydantes pour la peau : églantier, argousier, abricot, urucum (roucou), buriti, argan...*

Apaiser les bobos de l'été

Coup de soleil

→ Refroidissez bien la zone rougie à l'eau courante, puis séchez délicatement avant d'appliquer 3 gouttes d'HE de lavande aspic (*Lavandula spica*) et un peu de gel d'aloe vera pur (le premier ingrédient mentionné sur l'étiquette doit être *Aloe vera barbadensis Miller*). Massez et répétez l'opération 4 fois dans la journée. En cas de brûlure importante (cloque de peau), consultez immédiatement.

Allergie au soleil

→ Ne vous exposez plus et massez la zone atteinte 3 fois par jour avec un peu de macérat d'arnica bio. Les adultes peuvent aussi prendre 2 gouttes d'HE d'estragon (*Artemisia dracunculus*) par voie interne, sur un peu de miel pour accélérer la résorption des boutons.

Cheveux secs et abîmés

Après un shampooing doux sans sulfates, frottez-vous les mains avec du gel d'aloe vera pur et lissez vos cheveux de la racine aux pointes. Séchez-les ensuite au sèche-cheveux à froid.

→ 1 fois par semaine, massez-vous la tête et les cheveux avec 2 cuillerées à soupe d'huile d'argan, puis laissez poser 1 heure sous une serviette avant de shampouiner pour rincer.

Lèvres sèches et crevassées

→ Profitez de la soirée pour appliquer du miel bio sur vos lèvres avec un petit pinceau. Laissez poser aussi longtemps que possible, puis rincez avec un coton imbibé d'eau. Massez-vous les lèvres avec un peu de beurre de karité bio.

ANTI CAPITONS et ANTI CELLULITE

Réaliser une huile de soin anticapitons pour le corps ? Rien de plus facile ! Il suffit de prendre de bonnes huiles végétales et quelques huiles essentielles pour obtenir une formule aussi efficace que bien des produits du commerce. Naturelle... et moins cher !

Pourquoi ça marche ?

Les huiles essentielles choisies sont de puissants « lipolytiques », c'est-à-dire capables de « casser » les molécules de graisse. L'huile essentielle de cèdre de l'Atlas (*Cedrus atlantica*) est réputée stimuler la circulation sanguine et lymphatique grâce aux molécules qu'elle contient (sesquiterpènes). L'essence de pamplemousse (*Citrus x paradisii*), elle, a la propriété de faciliter la circulation sanguine mais aussi de fluidifier les graisses. Mais elle est photosensibilisante : la peau devient plus sensible à la brûlure du soleil en raison des furocoumarines, les molécules aromatiques qu'elle contient.
L'exposition au soleil est donc déconseillée. Néanmoins, pas de panique ! Le dosage donné dans mes recettes reste relativement cosmétique et l'huile est appliquée sur des zones normalement non exposées. Si vous avez la peau très claire ou si vous devez vous exposer aux UV, privilégiez l'essence de pamplemousse sans furocoumarines, facilement disponible sur Internet.
Enfin, le fait de diluer ces huiles essentielles dans une huile hydratante riche en vitamines et acides gras complexes est bénéfique pour la peau, qui retrouve plus d'élasticité après quelques jours de massage.

LE PALPER-ROULER

EST UNE TECHNIQUE DE

MASSAGE

qui consiste à soulever la peau et à la repousser pour casser les graisses et relancer la circulation au niveau sous-cutané. Il est pratiqué en institut ou par un kiné. Mais vous pouvez, désormais, obtenir le même effet chez vous, avec des « cups ». Ces petites ventouses en silicone, bien pratiques, sont vendues partout en parapharmacie ou sur Internet (voyez de bonnes marques sur slow-cosmetique.com en tapant « cup »). Elles imitent le palper-rouler à merveille, en soulevant la peau par un effet d'aspiration. Il suffit de les déplacer de bas en haut pour pratiquer un massage comme un pro ! Pour un effet maximal, massez les zones à affiner avec l'huile minceur, puis appliquez la cup/ventouse en la pinçant. Relachez-la pour aspirer la peau, puis déplacez-la ensuite de bas en haut et en zigzags.

RECETTE

Huile de massage anticapitons

POUR ENVIRON 50 ML

30 gouttes d'HE de cèdre de l'Atlas (*Cedrus atlantica*) (pharmacies ou magasins bio)
25 gouttes d'HE de pamplemousse (*Citrus x paradisii*) (pharmacies ou magasins bio)
48 ml d'huile de calophylle, d'avocat ou d'argan vierge bio (ou un mélange des 3)

- Dans un flacon ambré en verre ou en plastique bien propre de 50 ml au moins, versez les différents ingrédients à l'aide d'un petit entonnoir. Remuez bien.
- Matin et soir, après la toilette, massez de façon très tonique les zones atteintes de peau d'orange et à raffermir (cuisses, fessiers, culotte de cheval, ventre ou haut des bras). L'idéal est de pratiquer l'automassage inspiré par la technique du « palper-rouler » que maîtrisent les kinés et certaines esthéticiennes (voir p. 103).

→ *Cette huile se conserve 6 mois au maximum à température ambiante, mais à l'abri de l'air et de la lumière.*

× **Cette huile de massage ne convient pas aux femmes enceintes.** L'exposition au soleil ou le banc solaire est à proscrire dans les 12 heures suivant son application. Si vous ne pouvez pas éviter le soleil, remplacez l'huile essentielle de pamplemousse par de l'huile essentielle d'immortelle (*Helichrysum italicum*).

× **Vous pouvez aussi utiliser** l'essence de pamplemousse contenue dans cette recette comme un coupe-faim naturel. Une étude a en effet prouvé que le fait de la respirer profondément à chaque envie de sucré ou de fringale dissipait rapidement la sensation de faim.

CERNES *et* POCHES SOUS LES YEUX

Qui n'a pas connu un jour ou l'autre le problème des cernes qui marquent le visage, ou les poches qui donnent un air fatigué ? Voici quelques bonnes astuces pour limiter les dégâts.

Poches ou cernes sous les yeux, même combat ?

Les problèmes sont très différents.

- Les poches sont souvent liées à une circulation lymphatique et/ou sanguine au ralenti. Les toxines s'accumulent, l'eau ou la graisse aussi.
- Les cernes, en revanche, peuvent être liés soit à une mauvaise circulation, soit à une pigmentation plus foncée en raison du phototype (peau mate, peau méditerranéenne, phototype 3 ou 4). Du coup, certains soins fonctionnent pour les cernes mais pas pour les poches, et *vice versa*.

Que faire au naturel contre les poches ?

Les poches sont extrêmement difficiles à atténuer. Il faut relancer la circulation et drainer. C'est possible avec le massage de type drainage lymphatique.

Pour drainer

→ Pressez gentiment avec la pulpe des doigts puis relâchez, en procédant de l'extérieur vers l'intérieur.

Cela marche aussi avec certains extraits de plantes ou avec le froid. Rien n'est efficace à 100 %, mais quelques pratiques sont satisfaisantes.

Les cuillères à café glacées : Laissez des petites cuillères en permanence dans le congélateur. Dès que vous avez 15 minutes devant vous, allongez-vous et mettez-les sur les paupières. C'est relativement pratique et facile.

PENSEZ À PROTÉGER LA PAUPIÈRE

avec une fine gaze avant d'y poser une cuillère glacée : la peau est délicate. Sinon, attendez un peu que la cuillère soit moins froide.

Le glaçon dans le mouchoir : Placez un glaçon dans un mouchoir en tissu très doux et laissez-le fondre jusqu'à ce que le linge soit humidifié. Trempez-le alors dans une pointe de crème de jour ou de gel contour des yeux, puis massez la paupière inférieure de l'extérieur vers l'intérieur des yeux, en douceur.
Choisissez un soin doux, sans parfum si possible, et adapté au contour de l'œil. Mais un bon gel d'aloe vera peut également suffire.

Les sachets de camomille : Plongez 2 sachets de camomille dans de l'eau frémissante et faites infuser 3 minutes, puis laissez refroidir. Placez les sachets 1 heure au réfrigérateur. Au bout de ce temps, appliquez-les sur les yeux comme des patchs. Gardez-les 15 minutes.

Que faire au naturel contre les cernes bleutés ?

Pas de remède miracle, mais on s'en approche avec l'huile vierge de calophylle, ou celle de son de riz, et, plus généralement, avec tout ce qui stimule la microcirculation. L'huile essentielle d'immortelle de Corse, très faiblement dosée dans un soin contour de l'œil bio, est parfaite.

→ Si vous trouvez un soin cosmétique contour des yeux certifié bio à l'huile essentielle d'immortelle, à l'hamamélis et/ou à la calophylle, n'hésitez pas ! Sinon, fabriquez-le vous-même (voir p. 107).

RECETTES

Patchs de camomille

POUR 1 APPLICATION

2 sachets de camomille (infusion)

- Portez une petite casserole d'eau à frémissement.
- Plongez dedans les sachets de camomille et laissez infuser 3 minutes. Retirez les sachets.
- Quand ils ont refroidi, placez-les au réfrigérateur.
- Au bout de 1 heure, sortez les sachets et posez-les sur les paupières, comme des patchs. Gardez-les 15 minutes.

Soin contour des yeux antipoches et anticernes

POUR 15 ML ENVIRON

1 cuillerée à soupe de gel d'aloe vera
1 petite cuillerée à café d'huile de calophylle
2 gouttes d'HE d'immortelle de Corse (*Helichrysum italicum*)

- Nettoyez et désinfectez le matériel, les ustensiles, le plan de travail et les mains.
- Dans un flacon de 15 ml, bien propre et si possible muni d'un embout à pompe (éventuellement recyclé et parfaitement désinfecté), versez le gel d'aloe vera, l'huile végétale et l'huile essentielle. Refermez et mélangez vigoureusement, comme vous le feriez avec un shaker, jusqu'à l'obtention d'un gel crémeux.
- Appliquez ce soin sur le contour des yeux en toute petite quantité, en tapotant du bout des doigts : 1 goutte suffit pour les deux yeux.

× **Le vrai secret** est d'appliquer peu de produit et de masser en tapotant assez longuement jusqu'à pénétration complète, en allant de l'extérieur vers l'intérieur des yeux. Il est important de ne jamais « écraser » la peau mais plutôt de « pomper ».

× **Si les résultats ne sont pas suffisants,** et si les cernes sont foncés, pensez à l'anticerne en stick certifié bio. Il camoufle et soigne grâce à ses huiles bénéfiques formulées sous forme de cire solide (marques BoHo® ou Zao®, par exemple).

CHEVEUX PLUS BEAUX *au naturel*

Une chevelure raplapla ?
Des fourches, des cheveux fins et cassants ? Non merci !
Il suffit de quelques astuces simples et naturelles pour s'assurer de beaux cheveux, forts et brillants, au quotidien et en toute sérénité...

Les ennemis des cheveux

Vos cheveux sont soumis à un certain nombre d'éléments extérieurs qui les fragilisent, les rendent de plus en plus ternes ou les abîment : le soleil, le vent, le sel (l'eau de mer), le chlore (l'eau dans la piscine), le stress, les silicones et les sulfates présents dans les shampooings du commerce, le triturage (toucher et jouer constamment avec ses cheveux), le séchage trop chaud, le lissage électrique, les décolorations et colorations synthétiques. Évitez-les autant que possible... ou alors modérément !

Des aliments pour mes cheveux

Pas de beaux cheveux sans une alimentation adaptée ! C'est encore plus vrai si vous perdez vos cheveux et êtes victime d'alopécie.
Au menu : des acides gras essentiels (oméga 3), en nombre dans les poissons gras ou dans l'huile de périlla, de carthame ou de cameline ;

des vitamines B6 et B12, présentes notamment dans la levure de bière, les bananes, les épinards, les patates douces ou certaines lentilles, et de l'acide folique. La poudre d'ortie vient compléter le tableau : saupoudrez-en vos sauces froides à volonté !

Un shampooing bio et slow

Le marché des shampooings est gigantesque. Difficile de faire les bons choix. Une marque bio vous préserve des silicones, mais il y a, cependant, là aussi, du tri à faire.
Les shampooings portant la mention « Slow Cosmétique » sont une bonne alternative car ils sont garants d'une formule propre et d'une capacité à ne pas tricher avec le cheveu. Vous les trouverez surtout en vente sur le Web. Tapez : « shampooing slow cosmétique ».

QUEL QUE SOIT LE SHAMPOOING NATUREL UTILISÉ,

UNE FORMULE BIO OU SLOW LAVE AUSSI BIEN,

même si elle mousse beaucoup moins qu'un shampooing ordinaire (car elle est dépourvue des tensioactifs agressifs qui font mousser). En outre, les trois premières applications seront décevantes si vous êtes habitués aux shampooings conventionnels. C'est la détox progressive du cheveu qui veut cela. Les silicones ont tendance à bien s'accrocher, hélas !

★ Si vos cheveux sont abîmés

Évitez de les laver plus de 2 fois par semaine pour ne pas les rendre encore plus secs. Lors du shampooing, un bon massage de 40 secondes avec la pulpe des doigts est très bénéfique : papouillez-vous la tête !

Un bain d'huile hebdomadaire

Rien de tel qu'une bonne huile de soin à masser sur le cuir chevelu pour stimuler l'échange sanguin au niveau du bulbe capillaire et réguler aussi bien la production de sébum que l'hydratation de la peau !

→ L'idéal est d'appliquer au moins 1 fois par semaine sur le cuir chevelu 1 à 2 cuillerées à soupe d'une huile végétale fine et pénétrante (nigelle ou argan, par exemple), agrémentée de 5 gouttes d'HE d'ylang-ylang. Celle-ci est réputée pour son parfum délicieux, mais aussi pour ses vertus stimulantes sur la pousse et la brillance des cheveux. En association avec l'huile de nigelle qui contient des essences aromatiques actives, ou à celle d'argan, protectrice et vitaminée, on obtient un soin parfait pour les chevelures en manque de tonus.

→ Les cheveux secs et cassants en raffolent aussi, et la chute de cheveux ou les pellicules de tout type n'ont qu'à bien se tenir !
La technique est importante : prélevez un peu d'huile dans vos mains, frottez-vous les paumes et les doigts, puis griffez ensuite du bout des doigts les cheveux des racines aux pointes. Massez-vous le crâne, avant de laisser poser au moins 20 minutes sous une serviette tiède. Et puis, shampooing !

Après le shampooing

Vous avez bien rincé ? Rincez encore !
Un après-shampooing n'est pas forcément nécessaire sur des cheveux propres et rincés, mais il les rend plus soyeux et plus faciles à coiffer. Sa formule contient des agents antistatiques qui permettent de démêler et, dans une moindre mesure, des ingrédients qui nourrissent et lissent les écailles du cheveu. Il est conseillé pour les chevelures longues et les cheveux fins et/ou bouclés, voire frisés.

Problème : la plupart des après-shampooings conventionnels contiennent des silicones ou des dérivés de la pétrochimie. Non seulement ces substances sont peu biodégradables, mais elles « filment » le cheveu et le rendent plus lisse sans améliorer la qualité de la fibre capillaire. Par ailleurs, des tensioactifs parfois agressifs la fragilisent alors qu'elle est déjà abîmée.
Le résultat ? Un « casque » qui dure longtemps après le rinçage, et rend les cheveux encore plus fragiles avec le temps. Certains avancent qu'il faut environ 2 semaines pour libérer la chevelure des résidus de silicone !
Les shampooings certifiés bio, le plus souvent à base de tensioactifs doux dérivés du coco ou du sucre, sont moins agressifs. Ils peuvent devenir « 2 en 1 » avec l'ajout d'une petite part d'huile végétale (argan ou jojoba). Comptez environ 5 gouttes d'huile d'argan ou de jojoba pour une dose de shampooing neutre.

LES SHAMPOOINGS CONVENTIONNELS
2 EN 1
sont le plus souvent des produits dont la formule est enrichie en agents antistatiques comme les silicones, donc des
POLLUANTS.

Démêler avec l'aloe vera

Pour démêler les cheveux frisés, cassants ou fragiles, rien de tel que le gel d'aloe vera ! Riche en polysaccharides humectants et hydratants, il a une texture légère qui n'alourdit pas la chevelure. En séchant, il gaine la kératine du cheveu sans l'étouffer : le coiffage est facile, les cheveux plus brillants. Associé à un peu d'huile végétale (avocat, argan, noisette ou olive) et à une huile essentielle (ylang-ylang, lavandin, petit-grain bigarade ou orange douce), le gel d'aloe vera donne un soin après-shampooing très complet.

→ Pour 90 ml de gel d'aloe vera pur, comptez 10 ml d'huile d'avocat et 12 gouttes d'HE. Secouez le mélange, appliquez un petit peu de cette émulsion après le rinçage, en lissant les cheveux des racines jusqu'aux pointes. L'huile d'avocat est, ici, particulièrement intéressante car elle est riche en acide gras palmitoléique, qui gaine le cheveu et le renforce. Rincez.
→ Pour le séchage, souvenez-vous que le sèche-cheveux n'est pas forcément mauvais s'il est réglé à la température la plus basse possible et tenu à bonne distance des cheveux.

Si vous avez de longs cheveux, évitez de les envelopper et de les tordre dans une serviette pour les essorer : mouillés, ils sont encore plus fragiles et cassants. De même, ne les brossez pas tant qu'ils sont encore humides.

★ Mémo pour des cheveux sains et forts

- **Je mange sain** et mon assiette est riche en nutriments pour les cheveux.
- **Je brosse mes cheveux** soigneusement chaque jour, dans tous les sens, avec une brosse naturelle ou dont les picots en plastique sont souples. J'élimine ainsi des cheveux morts et je répartis mieux le sébum naturel qui protège mes cheveux.
- **Je fais couper mes cheveux** par un professionnel qui respecte la fibre capillaire.
- Je n'utilise **pas de shampooing avec silicones ou sulfates.**
- **J'évite de me laver quotidiennement** les cheveux, je tente d'espacer.
- **Je fais un bain d'huile** au moins 1 fois par mois.
- Quand j'en ressens le besoin car mes cheveux sont secs ou abîmés, **je consacre 30 minutes à mon masque capillaire maison** (1 avocat mixé avec 3 cuillerées à soupe de crème fraîche).
- Après le shampooing, **je démêle mes cheveux** naturellement (avec du gel d'aloe vera, par exemple).

RECETTES

Bain d'huile

POUR 1 APPLICATION

1-2 cuillerées à soupe d'huile de nigelle (ou, à défaut, d'argan)
5 gouttes d'HE d'ylang-ylang (*Cananga odorata*)

- Mélangez l'huile végétale et l'huile essentielle dans un bol.
- Versez un peu de ce mélange dans vos paumes et frictionnez-vous les mains. Puis « griffez » les cheveux de haut en bas avec la pulpe des doigts. Procédez comme si vous utilisiez un peigne imaginaire imbibé d'huile.
- Ensuite, déposez soigneusement quelques gouttes d'huile de soin sur les racines des cheveux, de préférence à l'aide d'un compte-gouttes.
- Massez alors doucement, mais longuement, le cuir chevelu avec la pulpe des doigts, jamais avec les ongles. Soulevez délicatement le cuir chevelu par des mouvements circulaires. De cette façon, vous l'assouplissez.
- Laissez poser le soin au moins 20 minutes, sous une serviette tiède, avant de passer au shampooing.

× **Vous pouvez faire** 2 shampooings au lieu d'un afin de bien rincer les résidus huileux.

→

RECETTES

Masque capillaire

pour cheveux fins ou secs

POUR 1 MASQUE

1 avocat bien mûr
3 cuillerées à soupe de crème fraîche

- Mixez l'avocat avec la crème fraîche, puis appliquez la préparation sur les cheveux humides en lissant les pointes puis en massant la tête.
- Laissez agir 30 minutes au moins sous une serviette nouée.
- Pour rincer, faites un shampooing doux comme à l'habitude.

× **Si les cheveux sont vraiment très secs et très abîmés**, ajoutez à la préparation 1 jaune d'œuf et un filet de rhum. Dans ce cas, ne rincez pas à l'eau trop chaude… pour éviter les amas.

× **Vous pouvez aussi remplacer** la crème fraîche par de l'huile d'amande douce ou de germes de blé, qui renforce les cheveux et favorise la pousse.

Shampooing doux 2 en 1

POUR 1 APPLICATION

1 dose de shampooing neutre bio et slow
5 gouttes d'huile d'argan ou de noisette

- Ajoutez l'huile végétale à votre dose de shampooing.
- Appliquez sur les cheveux mouillés, et poursuivez comme à l'ordinaire.

Après-shampooing démêlant

POUR ENVIRON 100 ML

90 ml de gel d'aloe vera pur (de type Bioflore® de préférence)
10 ml d'huile d'avocat (ou d'argan, de noisette, d'olive)
12 gouttes d'HE d'ylang-ylang (*Cananga odorata*),
ou de lavandin (*Lavandula hybrida super*),
ou de petit-grain bigarade (*Citrus aurantium ssp. aurantium*),
ou d'orange douce (*Citrus sinensis*) au choix

- Versez le gel d'aloe vera dans 1 flacon pompe de 100 ml - désinfecté au préalable s'il s'agit d'un flacon récupéré -, puis l'huile végétale et enfin les huiles essentielles.

- Fermez et secouez vigoureusement pendant quelques minutes pour créer une émulsion naturelle : la texture obtenue ressemble à une crème légère.
- Appliquez une toute petite quantité de ce soin sur les cheveux humides et bien rincés après le shampooing, en lissant les cheveux des racines jusqu'aux pointes. Rincez si vous le souhaitez.
- Essorez à la serviette, puis peignez soigneusement : les cheveux se démêlent facilement.
- Séchez-les ensuite au sèche-cheveux réglé à basse température pour un cheveu plus doux, plus souple et plus fort. Vous pouvez aussi les laisser sécher naturellement… Mais c'est plus long.

→ *Ce produit se conserve environ 2 mois sans problème à température ambiante, mais à l'abri de l'air et de la lumière.*

× **Vous pouvez aussi utiliser ce soin, chez les adultes, en masque capillaire sur des cheveux fragiles ou crépus.** Appliquez une quantité plus généreuse sur toute la chevelure propre (sèche ou humide) et laissez poser 1 heure environ sous une serviette. Rincez avec un shampooing doux. Les cheveux sont plus souples et très brillants !

× Les huiles essentielles utilisées ici parfument agréablement mais sont aussi réputées activer la circulation sanguine au niveau du cuir chevelu, **et donc la pousse des cheveux.** À ce dosage faible de 12 gouttes pour 100 ml, elles sont bien tolérées par tous, même les enfants dès 4 ans.

CHEVEUX GRIS CHEVEUX BLANCS

J'assume !

→

Meryl Streep et Françoise Hardy les portent naturellement. Rihanna et Lady Gaga l'ont tenté en optant pour une coloration argent. Si, si, les cheveux gris, c'est tendance ! Il n'y a donc pas de raison pour ne pas laisser ces cheveux vivre leur vie, en les magnifiant si possible. Car le secret de beaux cheveux gris ou blancs au naturel, c'est l'éclat… avec un peu de mise en scène pour coller à la tendance !

Quelques principes à respecter

L'uniformité : Un look avec des cheveux poivre et sel est plus séduisant si la chevelure est relativement uniforme ; donc, veillez à avoir partout la même intensité de gris et de marron. Pour le blanc, c'est non négociable : il doit être immaculé sur toute la tête !

La coupe : C'est sûr, les cheveux gris ou blancs donnent un air plus mature à une personne. Pour garder un look moderne, investissez dans une bonne coupe. Un beau carré ou une coupe déstructurée fait souvent un effet bœuf. Les cheveux longs sont envisageables aussi, mais demandent plus d'entretien ; pensez alors à une mise en forme du type tresses lâches ou serrées comme dans certains défilés de mode. Pensez aussi aux accessoires qui ajoutent une touche de gaieté ou d'audace (pince, bijoux…).

Le temps : Si vous avez passé votre vie à vous colorer les cheveux, il faudra du temps avant de retrouver une tignasse au naturel. Et là, c'est la psychologie qui entre en jeu : de nombreuses femmes ont du mal à assumer des racines grises trop voyantes ! Vous pouvez d'abord passer par la case coloration, mais en gris ou en blanc afin de vous rapprocher de votre couleur naturelle. Ensuite, il vous faudra (quelques mois après ?) penser à une étape détox du cheveu décoloré puis coloré. Ce qui est possible avec des applications régulières de masques au rhassoul, qui apportent volume et propreté tout en détoxifiant les cheveux.
Une autre option, plus douce et respectueuse, est de passer directement à une détox puis à une coloration végétale pour obtenir une nuance colorée rousse ou blonde qui marquera moins vos racines pendant la transition (les marques France In Paris® ou Terre de Couleur® proposent de belles couleurs).

L'audace : Une fois le gris ou le blanc bien en place, les avis seront partagés. Résistez aux remarques avec style et assurance : un bon rouge à lèvres qui attire le regard, de belles boucles d'oreilles ou un accessoire confiance seront vos alliés séduction ! Jouez-en pour répondre avec humour aux détracteurs des cheveux argentés.

Raviver l'éclat des cheveux gris/blancs et éviter le jaunissement

Dépourvu de pigments, et plus sec et cassant par nature, le cheveu blanc s'oxyde plus vite au contact de l'air et de la pollution. C'est encore pire si vous fumez ou ne sortez pas beaucoup. Voici une routine « éclat » qui permet de raviver le blanc, en jouant à la fois sur la couleur et le gainage de la fibre capillaire.

→ Limitez si possible les shampooings à 1 par semaine, 2 au maximum.

→ Ajoutez à chaque dose de shampooing 2 gouttes d'HE de camomille allemande *(Matricaria recutita)*.

→ Brossez-vous les cheveux soigneusement, chaque jour, avec une brosse naturelle, dans tous les sens, afin de bien répartir le sébum sur toute la chevelure pour l'assouplir et la protéger. Cela prend du temps mais en vaut vraiment la peine.

→ Faites un masque capillaire « spécial reflets argent » 1 fois par mois (voir ci-contre), qui va traiter la chevelure en profondeur, gainer la fibre capillaire grâce au miel et à l'huile, et améliorer la couleur grâce aux pigments bleus et à la camomille.

→ Tous les 15 jours, faites un autre masque, nourrissant cette fois : massez-vous les cheveux avec une très faible dose d'huile de macadamia ou d'argan, laissez poser 1 heure sous une serviette sèche et tiède puis faites un shampooing doux.

RECETTES

Shampooing ravivant

pour cheveux gris/blancs

POUR 1 APPLICATION

1 dose de shampooing neutre très doux et sans sulfates
2 gouttes d'HE de camomille allemande (*Matricaria recutita*)

- Ajoutez à votre dose de shampooing l'huile essentielle de camomille allemande. Comme elle est toute bleue, la préparation va devenir verte. Pas de panique ! Cela est dû au chamazulène, une molécule qui justement ravive vraiment le blond, le blanc et le gris sans jaunir.
- Appliquez le mélange sur les cheveux comme un shampooing habituel, puis rincez bien.

Masque capillaire

spécial reflets argent

POUR 1 APPLICATION

1 cuillerée à soupe d'hydrolat de camomille allemande (matricaire) ou, à défaut, de camomille romaine
1 cuillerée à soupe de vodka non odoriférante (celle que l'on boit, mais en version bon marché)
1 cuillerée à café de glycérine végétale (drogueries ou Internet)
1 jaune d'œuf
1 bonne cuillerée à soupe d'huile d'argan
1-2 cuillerées à soupe de miel liquide

→

1 cuillerée à thé de poudre d'azurite, appelée aussi « ultramarine » (facultative, car difficile à trouver en qualité cosmétique)
2 gouttes d'HE de camomille allemande (*Matricaria recutita*)

- Mettez tous les ingrédients dans un bol et remuez bien jusqu'à l'obtention d'une pâte verdâtre, très liquide.
- Appliquez au pinceau sur les cheveux, des racines aux pointes, en veillant à ne pas en laisser couleur sur vos vêtements ou dans vos yeux. Laissez poser 15 minutes, puis rincez abondamment. Un shampooing naturel très doux peut aider au rinçage.

Masque nourrissant
spécial cheveux gris/blancs

POUR 1 APPLICATION

1-2 cuillerées à soupe d'huile de macadamia ou d'argan, selon la longueur

- Versez l'huile végétale au creux de la main, frottez-vous les paumes, puis « griffez » les cheveux à la manière d'un peigne imaginaire. Répartissez ainsi l'huile sans surcharger.
- Massez-vous ensuite longuement le cuir chevelu.
- Enveloppez-vous la tête d'une serviette sèche et tiède et laissez poser 1 heure.
- Faites ensuite un shampooing doux et rincez. À faire 2 fois par mois de préférence.

CIRE DÉPILATOIRE
maison

Économie non négligeable en période de crise : préparer sa propre cire dépilatoire. L'avantage de celle dite « orientale » ? Un produit doux pour la peau et 100 % naturel, validé par les femmes orientales et maghrébines depuis la nuit des temps. Les poils indésirables n'auront pas le dernier mot…

Avant l'épilation

Bien nettoyer la peau

Pour préparer la peau à l'épilation, que ce soit à la cire ou au sucre, veillez à bien la nettoyer pour éviter tout foyer infectieux.

→ Cette désinfection superficielle peut être habilement réalisée avec une vaporisation d'hydrolat de menthe fraîche, de lavande vraie ou de myrte, des eaux florales connues pour leurs propriétés antiseptiques et, dans une moindre mesure, antalgiques. Il vous suffit d'appliquer l'hydrolat puis de passer un coton propre sur votre peau.

Bien exfolier

Le secret d'une épilation réussie est aussi une peau bien exfoliée. En éliminant soigneusement les peaux mortes à la surface de l'épiderme, vous dégagez le poil, ce qui assure qu'il sera facilement ôté.

→ Pour le gommage, utilisez une crème exfoliante bio du commerce ou une préparation maison, plus naturelle, à base de sucre fin et d'huile végétale (1 cuillerée à soupe de chaque), quelques jours et la veille même de l'épilation.

La cire

En vérité, il existe plusieurs recettes de cire à l'orientale. Les femmes se la transmettent habituellement de mère en fille, mais le principe est toujours le même. Un mélange de sucre fin avec un peu d'eau, un peu de miel et de jus de citron, chauffé pour obtenir une sorte de pâte. Mais la technique n'est cependant pas simple : tout l'art consiste à obtenir une cire suffisamment malléable, collante mais pas trop, et surtout pas brûlée ! Cette cire s'applique en effet comme un caramel sur la peau et se retire sans l'emploi de bandes ! Je vous livre ci-après (p. 119) une recette simplifiée « qui marche vraiment » !

CIRE MOLLE

LA TECHNIQUE DU MALAXAGE DE LA CIRE MOLLE N'EST PAS FACILE À ACQUÉRIR.

Regardez sur YouTube ou sur mes vidéos (site de la RTBF) comment malaxer pour que la pâte adhère aux poils et non pas aux doigts ! Il faut un peu de pratique, mais le plus souvent, dès la deuxième séance, le geste est pris.

Après l'épilation

Traiter les rougeurs

Vous avez des rougeurs post-épilatoires, éventuellement des démangeaisons ?

→ Pour les calmer, mettez 3 gouttes de gel d'aloe vera et 2 gouttes d'huile de calendula dans le creux de votre main, émulsionnez et appliquez aussitôt après l'épilation.
Vous pouvez renouveler ce soin 3 à 4 fois dans les 24 heures qui suivent l'épilation si votre peau est très sensible.
Le gel d'aloe vera est un excipient frais, mieux indiqué pour certaines parties du corps (plis, aines) ; non gras, il pénètre facilement et convient particulièrement aux aisselles et au maillot, des zones naturellement soumises aux frottements et à la transpiration.

→ Vous préférez une poudre ou un talc après l'épilation ? Si vous ne souffrez pas de gros problèmes, cela peut en effet convenir. Privilégiez alors ma poudre aromatique post-épilatoire maison (voir p. 120), à base d'argile blanche surfine et ultra-ventilée, d'une finesse extrême, contenant 2 % d'huiles essentielles, qui satinera votre peau, l'adoucira et l'apaisera.

Éviter la repousse

Ce n'est pas vraiment possible, hélas !
Néanmoins, pour ralentir la repousse des poils, vous pouvez, comme on le fait traditionnellement en Afrique du Nord et en Espagne, recourir à l'huile de souchet (*Cyperus esculentus*) - appelée aussi « *tigernut* » en anglais ou « *chufa* » en espagnol. Cette huile fine s'applique dès le lendemain de l'épilation, et tous les jours ensuite pendant 2 semaines, en massage localisé sur la zone épilée.
C'est aussi un bon soin hydratant, subtilement parfumé.

Prévenir les poils incarnés

Pour prévenir ou atténuer les cas de poils incarnés, très douloureux et inesthétiques, massez, dès le lendemain, la zone épilée avec de l'huile de nigelle aromatisée avec des huiles essentielles capables de libérer l'ouverture des follicules pileux (voir ci-dessous p. 120).

RECETTES

Soin exfoliant

POUR 1 APPLICATION

1 cuillerée à soupe de sucre fin
1 cuillerée à soupe d'huile de macadamia

- Mélangez bien le sucre et l'huile de macadamia.
- Appliquez-en un peu sur les zones à épiler et massez longuement. Puis rincez abondamment à l'eau tiède.
- Procédez quelques jours avant l'épilation et la veille.

Cire dépilatoire au sucre

POUR 300 G DE CIRE

300 g de sucre fin
1 cuillerée à soupe de miel
le jus de ½ citron
1 pincée de sel fin

- Dans une casserole, versez le sucre et environ 10 cl d'eau : elle doit tout juste arriver à niveau, sans surtout noyer complètement le sucre. Mélangez.
- Ajoutez ensuite le miel et le sel, et délayez bien le tout à l'aide d'une fourchette : vous devez obtenir une eau sucrée bien blanche, dépourvue de grumeaux.
- Placez la casserole sur le feu et portez à ébullition à feu vif, en remuant avec une cuillère en bois ou une spatule en métal, et en veillant à ne surtout pas laisser brûler.
- Lorsque le mélange commence à mousser, baissez le feu et ajoutez le jus de citron. Portez de nouveau le mélange à ébullition, à feu vif. Maintenez l'ébullition environ 15 minutes pour obtenir un caramel onctueux et doré.
- Testez la préparation en prélevant une goutte avec la cuillère. Laissez-la tomber sur le dos d'une assiette plate mouillée d'eau froide. Si la goutte fige, c'est bon ; sinon, poursuivez encore un peu la cuisson.
- Une fois la pâte prête, retirez-la du feu et versez-la dans une boîte en plastique bien froide. Ne vous brûlez surtout pas ! Laissez refroidir.
- Quand la pâte est tiède, prélevez une boule avec les mains préalablement passées sous l'eau froide et travaillez-la du bout des doigts. Malaxez jusqu'à ce qu'elle devienne nacrée et plus claire. Remouillez-vous les doigts régulièrement.
- Appliquez cette « cire » dans le sens du poil sur la zone à épiler, en la tirant sous les doigts, et tirez d'un coup sec en sens inverse. Vous pouvez réutiliser la même boule de pâte pour une zone complète (demi-jambe, aisselle, etc.).

RECETTES

Après la séance d'épilation, nettoyez la peau avec un lait démaquillant très doux ou du gel d'aloe vera pour apaiser.

→ *La « cire au sucre » se conserve 3 mois au réfrigérateur, dans une boîte en plastique. Il faut ensuite en faire tiédir un peu à chaque séance. Pour la réutiliser, passez-la quelques secondes à peine au four à micro-ondes, juste pour la ramollir sans la liquéfier. Puis travaillez-la à la main pour l'assouplir.*

Poudre aromatique post-épilatoire

POUR 100 G DE POUDRE

100 g d'argile kaolinite
10 gouttes d'HE de tea tree (*Melaleuca alternifolia*)
10 gouttes d'HE de palmarosa (*Cymbopogon martinii*)

Mettez dans un bol 10 g d'argile, ajoutez les huiles essentielles et mélangez le tout en travaillant au pilon ou à la fourchette.

Ajoutez ensuite cette mixture au reste de l'argile et mélangez bien. Peu à peu, les huiles essentielles se fondent au mélange : vous obtenez un talc naturel, délicatement parfumé.

→ *Ce talc peut aussi servir de déodorant sec à l'occasion. Il se conserve 6 mois environ à l'abri de l'humidité.*

Huile de soin post-épilatoire 2 en 1

POUR ENVIRON 30 ML

10 ml d'huile de souchet
10 ml de macérat huileux de calendula
8 ml d'huile de nigelle
20 gouttes d'HE de romarin à verbénone (*Rosmarinus officinalis verbenoniferum L.*) ou de sauge officinale (*Salvia officinalis*)
20 gouttes d'HE de carotte (*Daucus carota L. var. sativa*) ou, si vous avez utilisé l'HE de sauge, de romarin à verbénone (*Rosmarinus officinalis verbenoniferum L.*)
10 gouttes d'HE de lavande vraie (*Lavandula angustifolia Miller*) ou de lavandin (*Lavandula hybrida super*) ou de petit-grain bigarade (*Citrus aurantium ssp. aurantium* o.p. fe.)

Dans un flacon adapté de 30 ml, versez tous les ingrédients successivement. Remuez bien.

Appliquez cette huile aussitôt après l'épilation, et au moins 1 fois par jour pendant la semaine qui suit : elle apaisera la peau épilée tout en prévenant la repousse et l'apparition de poils incarnés.

→ *Ce soin fortement dosé en huiles essentielles ne convient pas aux femmes enceintes ou allaitantes.*

→ *Cette huile se conserve environ 12 mois à une température ambiante inférieure à 22 °C.*

× Elle est d'autant **plus bienfaisante si elle est sortie du réfrigérateur juste** au moment de l'application.

× **Si vous n'avez pas d'huiles essentielles sous la main,** ou si vous êtes allergique à l'une d'entre elles, vous pouvez utiliser cette huile de soin non aromatisée, mais elle sera moins efficace contre les poils incarnés.

× **À défaut d'avoir trouvé les 3 huiles végétales nécessaires,** vous pouvez répartir les quantités entre les huiles que vous avez sous la main ; mais vous perdrez l'action préventive antirepousse, notamment si vous n'avez pas mis d'huile de souchet.

Soin post-épilatoire contre les rougeurs

POUR 1 APPLICATION

3 gouttes de gel d'aloe vera pur
2 gouttes macérat huileux de calendula

- Mettez les gouttes de gel d'aloe vera et d'huile de calendula dans le creux de votre main, et émulsionnez. Appliquez aussitôt après l'épilation.
- Vous pouvez renouveler ce soin 3 à 4 fois dans les 24 heures qui suivent l'épilation si votre peau est très sensible.

× **En cas de brûlure,** c'est-à-dire si votre peau reste rouge plus de 1 heure, remplacez le macérat de calendula par un macérat de millepertuis, plante qui a une action similaire mais avec un pouvoir réparateur plus intense. Comme elle est photosensibilisante, ne vous exposez pas au soleil ou aux UV dans les 24 heures qui suivent l'épilation !

COUPEROSE

PRÉVENIR

en douceur

→

La couperose affecte 15 % de la population, notamment les femmes au teint clair. Avec leur peau sensible, elles doivent soigneusement éviter les brusques changements de température. Mais cela ne suffit pas toujours... Voici quelques conseils et soins adaptés.

Comprendre la couperose

Cette affection se caractérise par une rougeur sur certaines zones - les joues, le nez, la zone médiane et parfois le menton - et des vaisseaux apparents. Il s'agit des effets d'une anomalie de la microcirculation sanguine du visage associée à une peau fine et sensible.

Des aides possibles

Des mesures préventives et des soins locaux peuvent aider à atténuer les rougeurs disgracieuses.

Si la couperose est naissante Il est possible d'adopter une dermocosmétique sur mesure afin de prévenir l'apparition de vaisseaux sanguins dilatés ou de rosacée sur le long terme.
Par ailleurs, une alimentation revue (café, épices et tous les excitants sont à éviter), un nettoyage doux et, surtout, une bonne hydratation de la peau sont indispensables.

Si la couperose est installée Si les petites veinules sont bien apparentes, vous ne les effacerez pas avec la dermocosmétique.
Votre dermatologue peut alors vous proposer l'électrocoagulation, c'est un procédé très efficace.

Mais pour la suite, adoptez des gestes préventifs ! La peau sujette à la couperose est particulièrement fine et sensible, sa fonction barrière est déficiente, ce qui la rend encore plus perméable aux facteurs irritants. Choisissez des produits qui restaurent la barrière cutanée, protègent des agressions et renforcent le réseau capillaire.

Bien démaquiller, nettoyer et tonifier au quotidien

Arrêtez le savon et les produits moussants trop alcalins et desséchants, ne laissez pas non plus l'eau chaude de la douche vous ruisseler sur le visage. N'utilisez aucun produit avec alcool ou parfum pour vous démaquiller, c'est trop irritant. De même, proscrivez les exfoliants aux grains (trop) décapants.
En un mot : quel que soit le soin, ne frottez jamais vigoureusement votre peau !

Évitez les disques de coton et les lingettes pour vous démaquiller, non seulement ce n'est pas très écolo, mais cela peut aussi être trop agressif. Appliquez plutôt directement une huile végétale d'amande douce ou de noyaux d'abricot et frottez délicatement du bout des doigts : le maquillage fond comme neige au soleil ! Il ne vous reste plus qu'à rincer avec une lingette lavable en fibres de bambou ou d'eucalyptus, très douce, et si possible imbibée d'eau florale d'hamamélis ou de camomille.

Traiter les zones sensibles

Matin et soir, en plus du démaquillage ou en première étape si vous ne vous maquillez pas, tonifiez et apaisez votre peau avec de l'hydrolat d'hamamélis astringent ou un hydrolat au choix parmi ciste, immortelle (hélichryse italienne) ou camomille. Vaporisez directement sur le visage et séchez en tamponnant délicatement.

Appliquez matin et soir un soin à base d'huiles végétales, très doux et apaisant, capable de renforcer le réseau vasculaire grâce à une faible présence d'huiles essentielles.

CHOISISSEZ SOIGNEUSEMENT

VOTRE CRÈME DE JOUR OU DE NUIT

Préférez-la certifiée bio ou slow, avec une formule contenant, parmi les cinq premiers ingrédients, au moins 2 huiles végétales protectrices de qualité (argan, chanvre, carthame, calophylle, calendula, amande douce...). Évitez à tout prix l'alcool, les substances éthoxylées (-eth), et le parfum synthétique (parfum ou fragrance).

RECETTE

Soin jour et nuit antirougeurs

POUR 50 ML

15 gouttes d'HE d'immortelle (*Helichrysum italicum*) ou de ciste ladanifère (*Cistus ladaniferus*)
10 gouttes d'HE de matricaire (*Matricaria recutita*) ou de camomille romaine (*Chamaemelum nobile*)
10 ml (environ 1 cuillerée à soupe) d'huile végétale de calophylle, de chanvre ou d'arnica
gel d'aloe vera

- Dans un flacon en verre (ou en plastique) ambré, bleuté, ou en aluminium de 50 ml, versez successivement les différents ingrédients huileux.
- Complétez avec du gel d'aloe vera pur (marque Bioflore® par exemple).
- Refermez et secouez fortement : vous obtenez un soin crème de couleur verdâtre, ce qui est normal car l'huile essentielle de matricaire contient beaucoup de chamazulène anti-inflammatoire, la rendant bleue comme de l'encre. Les huiles de chanvre et de calophylle sont, elles aussi, vertes. Pas de panique ! Cette nuance colorée de vert ne tache pas la peau et atténue légèrement les rougeurs tout en transparence.
- Matin et soir, appliquez quelques gouttes de ce soin sur la partie couperosée et plus

généralement le visage. Massez sans frotter trop fort pour bien faire pénétrer.

→ *Ce soin se conserve un peu moins de 6 mois à l'abri de l'air, de la lumière et de la chaleur, si possible au réfrigérateur pour un effet bœuf.*

→ *Ce soin ne convient pas aux femmes enceintes ou allaitantes, qui peuvent néanmoins utiliser la formule sans huiles essentielles.*

× **Pas envie de vous fabriquer le soin antirougeurs ci-dessus ?** Incorporez alors 10 gouttes d'HE d'immortelle (*Helichrysum italicum*), un *must* pour la circulation sanguine, dans votre pot de crème neutre (50 g).

× **Quand l'hiver est rude, et si votre soin de jour n'est pas suffisant** pour protéger la peau, notamment en cas d'activités extérieures, prenez une cacahuète de beurre de karité avec les doigts, frottez-vous les mains pour le faire fondre puis appliquez-le en léger massage, en faisant bien pénétrer.

CRÈME HYDRATANTE *maison*

Vous avez très envie de savoir tout ce que votre crème contient de A à Z ? Et si vous la faisiez vous-même pour la personnaliser à souhait ?

Une crème cosmétique, c'est quoi ?

Eh bien, c'est un peu comme une mayonnaise ! Pour la réussir, il faut avoir le tour de main... et un goût certain pour le fait maison. Mais c'est un vrai plaisir et ce n'est pas si compliqué, même si une émulsion cosmétique stable exige un peu de rigueur dans la préparation (voir Fiche sécurité p. 27).

Un minimum de matériel est également nécessaire :

- un bain-marie,
- un spray d'alcool pour désinfecter le matériel,
- 2 béchers mesureurs,
- un thermomètre de cuisson,
- 1 minifouet ou un batteur émulsionneur,
- 1 spatule,
- 1 pot avec couvercle ou 1 flacon pompe récupéré bien désinfecté,
- 1 grande cuillère et 1 cuillère à café.

Avant de manipuler vos ingrédients et vos ustensiles, lavez-vous soigneusement les mains et désinfectez tous vos ustensiles avec de l'alcool. Hop ! En cuisine pour un produit de beauté très slow, capable de rivaliser avec toutes les crèmes de luxe de votre parfumerie.

RECETTE

Soin naturel hydratant

pour tout type de peau

POUR ENVIRON 50 ML

2 cuillerées à soupe (10 ml) d'huile de noyaux d'abricot

1 cuillerée à café d'Olivem 1 000 en paillettes (émulsifiant à base d'olive, marque Bioflore® ou Senz®, par exemple)

3 cuillerées à soupe d'hydrolat de rose ou de lavande

1 cuillerée à café de gel d'aloe vera

10 gouttes d'HE de lavande vraie (*Lavandula angustifolia Miller*), de niaouli (*Melaleuca quinquenervia viridiflora*) ou de petit-grain bigarade (*Citrus aurantium ssp. aurantium* o.p. fe.) au choix

10 gouttes de conservateur naturel Cosgard (facultatif si plus de 1 % d'huile essentielle, obligatoire si moins de 1 % d'huile essentielle)

Dans un bécher mesureur, versez l'huile et la cire Olivem. Dans un second bécher, mélangez l'hydrolat et le gel d'aloe vera.

Mettez les 2 béchers à chauffer au bain-marie à feu doux, jusqu'à ce que le mélange huileux soit bien fondu et très homogène, sans grumeaux de cire.

Avec un thermomètre de cuisine, mesurez la température des deux mélanges. Une fois qu'ils sont tous les deux à 65 °C, retirez-les du feu et laissez refroidir à 40 °C environ.

- Versez alors progressivement le contenu du second bécher dans le corps gras fondu, en émulsionnant le mélange avec le batteur émulsionneur ou au fouet, jusqu'à l'obtention d'une crème blanche et homogène. Vous voyez, c'est comme une mayonnaise !
- Pour la conservation et le parfum, mais aussi pour une action embellissante, ajoutez les 10 gouttes d'huile essentielle au choix parmi celles citées (il est possible d'en mélanger plusieurs) et/ou le Cosgard. Remuez délicatement.
- À l'aide d'une spatule, versez la crème dans le pot désinfecté prévu à cet effet. Placez la crème 12 heures au réfrigérateur avant utilisation. Elle permet d'hydrater parfaitement le visage, matin et soir, comme une crème de soin visage classique.

× **Si vous préparez cette crème en plus grande quantité,** ne dépassez pas 1 % d'huiles essentielles pour la quantité totale. Ici : 0,5 ml pour 50 ml, soit 10 à 12 gouttes environ, car on considère qu'en moyenne 1 goutte d'HE = 0,04 ml.

DÉCOUVERTE BEAUTÉ : LE « LAYERING »

ou « mille-feuille »

Voulez-vous une « peau de mochi » comme nos amies japonaises, une peau toute douce, au teint uniforme et lisse ? Alors faites comme nos copines nippones et adoptez les gestes du mille-feuille...

Le mille-feuille, qu'est-ce que c'est ?

Au Japon, les femmes soucieuses de leur beauté pratiquent quotidiennement le *layering*, appelé « mille-feuille » en France. Il s'agit d'une technique de soin du visage qui consiste à superposer différentes étapes de soin, du démaquillage à l'hydratation, pour un résultat bluffant.
Le « mille-feuille » a été popularisé en France par Sonia Ben du blog leschroniquesdesonia.com. C'est elle qui a eu l'idée de traduire le concept du *layering* en « mille-feuille ». Le rituel ayant le vent en poupe depuis quelque temps, on trouve des ouvrages qui lui sont consacrés en librairie !

6 étapes clés

Le *layering* complet se pratique au moins une fois par jour, le soir par exemple, et comprend 6 phases.

1 Démaquillage à l'huile façon « raton laveur »

Pour ôter toute trace de fard ou tout résidu impur, les femmes qui pratiquent cette technique s'enduisent le visage d'**une huile démaquillante** appliquée en massant du bout des doigts.
Elles frottent même leurs yeux délicats avec l'huile, raison pour laquelle on parle de technique du « raton laveur ». Il existe dans le commerce des huiles démaquillantes, mais vous pouvez également prendre de l'huile d'amande douce, ou de noyaux d'abricot ou de jojoba. L'huile d'olive peut convenir aussi, mais elle pique les yeux.

2 Nettoyage au savon moussant

Une fois les fards et impuretés solubilisés dans l'huile, savonnez le visage avec un détergent moussant non agressif, qui nettoie l'épiderme et ôte le résidu gras de l'huile.
Il peut s'agir d'un savon surgras saponifié à froid (et donc fabriqué avec des huiles végétales de qualité) ou d'un gel moussant sans savon si la peau est plus sensible.

J'AI UN
COUP DE CŒUR POUR

les savons très surgras saponifiés à froid des marques Olila®, Gaiia®, Daliane®, Canola®, Savonnerie Bourbonnaise® et La Savonnerie du Nouveau Monde® : leurs savons à base d'huile végétale vierge sont parfaits pour cette étape clé.

Ce nettoyage est parfois effectué avec une éponge de konjac (plante à tubercule utilisée dans l'alimentation hypocalorique, mais également en cosmétique naturelle), qui permet de nettoyer la peau en profondeur sans l'agresser.

3 Application d'une lotion tonique

Pour terminer le nettoyage et préparer la peau au soin, appliquez sur le visage un coton imbibé d'**une lotion tonique,** de préférence non alcoolisée, idéalement, une eau florale ou un hydrolat 100 % naturel choisi en fonction de votre peau.

★ Les hydrolats

de lavande vraie, de rose ou encore de fleur d'oranger conviennent à tous les types de peau. Les marques slow Ecomaat®, Essenciagua®, De Saint Hilaire® ou Les Simples et Divines® sont spécialistes des hydrolats destinés à ce genre d'application beauté.

4 Massage avec un sérum hydratant

Les Japonaises rétablissent l'équilibre hydrolipidique de leur peau en massant leur visage avec un sérum pénétrant adapté à leur peau. Les fans du naturel optent pour une préparation à base d'huile végétale aromatisée.

→ Comptez alors 3 gouttes d'huile essentielle pour 1 cuillerée à soupe d'huile végétale (jojoba, macadamia, bourrache, rose musquée, argan, nigelle…).

★ Si vous ne savez pas comment vous masser le visage

Faites confiance aux vidéos très didactiques mais un peu sévères de la star Isako Tanaka qui fait fureur sur YouTube et en Chine avec sa technique de massage anti-âge (voir extrait à partir de 4' 17" : http://www.youtube.com/watch?v=LrceQS7qdaI)

5 Application d'un soin contour des yeux

La peau du contour de l'œil est très fine et très sollicitée par les expressions du visage. Les Japonaises utilisent donc des soins très précieux pour le soin du contour de l'œil. Tapotez et massez l'orbiculaire de l'œil pour faire pénétrer, sans jamais froisser ni agresser la peau.

6 Application d'une crème de jour ou de nuit

Terminez le mille-feuille en appliquant une crème hydratante et protectrice sur le visage le jour, hydratante et restructurante ou nourrissante la nuit. Faites suivre d'un maquillage léger si vous débutez votre journée.

Quels résultats espérer ?

Les témoignages positifs sont légion ! Les femmes disent que leur peau est plus belle, débarrassée de ses boutons, le teint plus éclatant. Pratiquer cette technique avec des soins naturels ne revient pas forcément plus cher qu'utiliser des soins anti-âge du commerce, et c'est tout bénéfice pour l'environnement ! C'est aussi un moment de bien-être physique et émotionnel, puisque la technique prend un peu plus de temps qu'une routine de soin classique. On joue à la geisha. Et c'est bon pour le moral !

DÉO DORANT

douceur

On cherche toutes et tous un déo doux, efficace, et si possible sans sels d'aluminium, sans perturbateurs endocriniens et sans alcool. On en trouve parfois au rayon bio, mais pas souvent, hélas ! Ne reste plus qu'à le fabriquer : en voici un, parfait pour une transpiration normale, sur peau épilée ou non.

Comprendre la transpiration

La transpiration est un phénomène naturel, qui régule la température du corps. Les sécrétions des glandes sudoripares permettent de rafraîchir le corps (comme un climatiseur) et d'éliminer certains organismes superflus. La sueur joue donc un rôle important… avec, hélas ! des manifestations pas toujours plaisantes, telles que des odeurs acides lorsque la transpiration est trop importante. Si vous transpirez vraiment trop, consultez un médecin !

Un déodorant adapté

Avant tout, il importe de ne pas bloquer le rôle naturel et nécessaire de la sueur, ce que font trop de déodorants du commerce.

→ Celui que je vous propose est un oléogel (gel + huile) au bicarbonate de soude : le gel d'aloe vera apaise les irritations et rafraîchit, le bicarbonate de soude régule le pH et absorbe les mauvaises odeurs ; quant aux huiles essentielles, en faible dosage, elles assainissent et parfument. C'est le quatuor gagnant de cette formule !
Faites un shopping beauté en magasin bio ou sur Internet pour vous procurer gel d'aloe vera bio, hydrolat d'hamamélis ou de rose, huile de noisette ou de noyaux d'abricot, et 2 huiles essentielles au choix parmi celles de petit-grain bigarade, citron, orange douce, lavande vraie, lavandin super, cajeput, ravintsara, laurier noble, ylang-ylang ou toute autre huile essentielle réputée non irritante.

Des astuces en prime

Si la transpiration vous pose problème, voici quelques gestes pour vivre mieux cet inconfort et limiter les dégâts.

→ Appliquez matin et soir, en plus de mon déo naturel et si possible par-dessus celui-ci, 1 goutte d'HE de palmarosa (*Cymbopogon martinii*) et 1 goutte d'HE de sauge sclarée (*Salvia sclarea*). Massez les aisselles épilées, l'aine, les mains ou les pieds.

Attention, ne le faites pas si vous êtes enceinte ou sujet(te) aux maladies du système nerveux.

→ Une pincée de bicarbonate de soude frottée sur les aisselles humides est souveraine ! Bien que légèrement désagréable à cause des petits grains, elle est très durable... Je vous conseille après la friction au bicarbonate de bien « épousseter » l'aisselle avec un gant de toilette sec pour éliminer les petits grains superflus et éviter les irritations.

→ L'argile blanche (kaolinite) peut être utilisée comme un talc si elle est surfine et ultraventilée (lisez bien l'emballage). Appliquez-la le matin, sur les aisselles propres et bien sèches, à l'aide d'une houpette pour une dimension plaisir.

→ Vous pouvez aussi mettre un peu d'argile et de bicarbonate de soude dans vos chaussures ou chaussettes si vous transpirez un peu trop des pieds.

RECETTE

Déodorant « gagnant »

POUR 50 ML ENVIRON

30 ml de gel d'aloe vera (environ 3 cuillerées à soupe)

10 ml d'hydrolat d'hamamélis ou d'hydrolat de rose

8 ml d'huile de noyaux d'abricot (soit 1,5 cuillerée à café)

1 bonne pincée de bicarbonate de soude

25 gouttes d'un mélange de 2 ou 3 HE au choix : petit-grain bigarade (*Citrus aurantium ssp. aurantium* o.p. fe.), citron (*Citrus limonum*), orange douce (*Citrus sinensis*), lavande vraie (*Lavandula angustifolia Miller*), lavandin super (*Lavandula hybrida super*), cajeput (*Melaleuca cajuputi*), ravintsara (*Cinnamomum camphora cineoliferum*), laurier noble (*Laurus nobilis*), ylang-ylang (*Cananga odorata*)

9 gouttes de conservateur Cosgard (soit 0,5 %) (facultatif)

- Récupérez un flacon roll-on en verre ou en plastique de 50 ml et nettoyez-le soigneusement. Vous pouvez le désinfecter ensuite avec un peu d'alcool.
- Dans le flacon roll-on, versez successivement les différents ingrédients à l'aide d'un petit entonnoir.
- Ajoutez le Cosgard si vous souhaitez conserver la préparation plus de 1 mois.
- Une fois tous les ingrédients réunis dans le flacon, refermez, et mélangez en agitant vigoureusement.
- Vous pouvez aussi, si vous le préférez, mélanger préalablement les ingrédients dans un bol avec un fouet et verser ensuite le tout dans le flacon roll-on à l'aide de l'entonnoir.
- Appliquez le roll-on sous chaque aisselle comme un déodorant classique. Laissez sécher si besoin quelques instants avant de vous habiller.

× **Le Cosgard est un conservateur « acceptable »** que vous trouverez sur Internet ou chez le droguiste. Si vous n'en avez pas mis dans la formule, votre déo se conservera 1 mois au plus à l'abri de la lumière, de la chaleur et de l'humidité (donc dans l'armoire de salle de bains ou la trousse de toilette). Avec l'ajout de Cosgard, il se gardera 2 à 3 mois sans souci.

GEL DOUCHE *maison*

Ils sentent irrésistiblement bon. Enveloppants et suaves, ils nous font voyager. Mais le retour à la réalité est plus dur : la plupart des gels douche du commerce contiennent des ingrédients potentiellement irritants. Difficile alors de résister à l'envie de se confectionner son propre gel douche... vraiment doux !

Une composition... pas très « clean » !

Les gels douche ? Il y en a pour tous les goûts. Mais 85 % de ceux vendus dans le commerce contiennent le « fameux » sodium laureth sulfate (appelé aussi « lauryl éther sulfate de sodium » ou « laureth sulfate de sodium »)... Sans compter les vilains PEG ou PPG, pas très doux et pas très propres pour l'environnement. Et vous pouvez ajouter à la liste certains parabènes ou le méthylisothiazolinone, dénoncé par les dermatologues et pourtant présent dans certains soins lavants, même pour bébé. Pour éviter ces ingrédients qui agressent et assèchent progressivement la peau, réalisez votre propre gel douche. Vous aurez, en plus, le plaisir de le personnaliser avec des essences aromatiques qui vous plaisent. Avant de vous lancer, relisez la Fiche sécurité p. 27.

Un gel douche maison

→ Pour le conserver, prévoyez un joli flacon désinfecté de 100 ml au moins (vous pouvez récupérer un flacon en plastique bien nettoyé au savon puis rincé à l'alcool, ou en acheter un vide, par exemple en parapharmacie).

→ Pour mesurer, il vous faut un bécher doseur, gradué si possible au millilitre près, ainsi qu'un entonnoir pour verser la préparation gel dans le flacon.

Il existe des bases lavantes neutres très douces, à base de tensioactifs lavants dérivés du coco ou de la betterave, et dépourvues des vilains SLS.

→ Choisissez un gel lavant neutre sans parfum, ou un shampooing neutre, dont l'INCI (la liste des ingrédients) se rapproche de ceci : « Sodium cocoamphoacetate, Glycerin, Lauryl glucoside, Sodium cocoyl glutamate, Sodium lauryl glucose, Carboxylat ». Des marques présentes sur www.slow-cosmetique.com (Bioflore®, Senz®, par exemple) en proposent dans cet esprit.

★ PEG, PPG, SLS

sont les acronymes de produits chimiques aux effets potentiellement toxiques et irritants avérés, entrant dans la composition de nombreux cosmétiques.
PEG = polyéthylène glycol ; PPG = propylène glycol ; SLS = sodium lauryl laureth sulfate.

RECETTE

Gel douche exotique

corps et cheveux

POUR 100 ML ENVIRON

80 ml d'une base lavante neutre ou d'un shampooing corps et cheveux neutre bio
5 ml d'eau minérale, eau florale ou infusion de thé vert
1 cuillerée à café d'huile de monoï fondue (liquide)
15 gouttes d'extrait aromatique de vanille bio (supermarchés ou magasins bio)
4 gouttes d'huile essentielle d'ylang-ylang complète (*Cananga odorata*)
4 gouttes d'extrait de pépins de pamplemousse (facultatif)

- Mesurez précisément tous les ingrédients avec le bécher.
- Versez dans le flacon désinfecté le macérat de monoï mis à fondre au préalable sur un radiateur.
- Ajoutez l'huile essentielle, l'extrait de vanille et, éventuellement, l'extrait de pépins de pamplemousse (si vous voyagez au soleil, votre gel se conservera mieux).
- Complétez avec la base lavante neutre. Puis versez l'eau, ou l'infusion (si vous souhaitez bénéficier des vertus antioxydantes du thé vert).

→

Fermez le flacon et agitez fortement : la préparation devient blanchâtre. Laissez reposer quelques minutes, puis agitez encore.

→ *Ce gel douche se conserve 2 mois environ à température ambiante, comme un gel douche bio classique.*

× **L'huile essentielle d'ylang-ylang complète** (*Cananga odorata*) est utilisée dans la grande parfumerie pour sa fragrance gourmande et sensuelle à la fois ; issue d'une belle fleur jaune de Madagascar, elle évoque détente et plaisir ; efficace, elle tonifie les cheveux quand on l'utilise dans un shampooing. Mais si vous n'aimez pas son odeur trop fleurie, remplacez-la par 4 gouttes d'HE de lavandin (*Lavandula hybrida super*) ou de petit-grain bigarade (*Citrus aurantium ssp. aurantium* o.p. fe.).

× **Le monoï** est de l'huile de coco aromatisée à la fleur de tiaré ; fondante et hydratante, elle protège la peau et les cheveux, tout en donnant un accent des îles à votre gel douche.

GOMMAGES
faciles

Exfolier la peau est un geste essentiel pour un beau teint et une peau plus jeune. Comme il est possible de se fabriquer un gommage maison très efficace, avec des ingrédients simples et 100 % naturels, on n'hésite plus !

Un gommage : pourquoi ?

Les gommages s'adressent à tous ceux qui veulent prévenir efficacement les signes de l'âge. **Le principe est simple :** un cosmétique « lisse » la peau, détachant cellules mortes et impuretés ; ainsi débarrassée d'un voile terne, la peau réfléchit mieux la lumière. En exfoliant la peau, vous permettez son renouvellement et favorisez la migration de cellules mieux hydratées et plus vives en surface.

→ Idéalement, un gommage visage et/ou corps se pratique 1 fois par semaine au moins, surtout au printemps pour se préparer à l'exposition solaire, ou au cœur de l'automne pour un effet bonne mine.

Quel type de gommage ?

Il existe des gommages à grains (billes de plastique, sel, sucre, poudre végétale...) qu'on appelle « mécaniques », car ils poncent la peau grâce au pouvoir abrasif des grains. Mais il existe aussi des « gommages enzymatiques », sans grains ! Leur formule à base d'acides de fruits ou de sucres est suffisamment acide et active pour manger les peaux mortes en surface et lisser uniformément la peau. Ce sont eux que les peaux acnéiques ou hyperréactives, souffrant d'inflammation chronique, doivent privilégier (par exemple, 1 cuillerée à café de yaourt mélangée au jus de ½ citron appliquée en massant 5 longues minutes avant de rincer) !

Les gommages à microbilles de plastique : à éviter !

D'après les chercheurs de l'Université de Plymouth, en Grande-Bretagne, il pourrait y avoir plus de 100 000 microparticules dans chaque application de votre crème exfoliante ! Le problème, c'est qu'elles lissent la peau mais salissent les cours d'eau et les mers. Plusieurs études environnementales récentes accusent ces microbilles d'être responsables du rejet de près de 80 millions de tonnes de plastique dans l'océan. Entre elles et le plancton, hélas ! les poissons et les coquillages ne font pas la différence...

→ Pour éviter de participer à cela, fabriquez vous-même votre gommage avec des ingrédients 100 % naturels (voir p. 136) ou achetez des produits « Slow Cosmétique » !

Les grains fins exfolient intensément et de façon uniforme les peaux mortes

Ils conviennent mieux **pour le visage.**

→ Pensez à la farine de riz (elle lisse les traits en douceur et égalise le teint).

→ Idéal pour les peaux mixtes ou la brillance, le bicarbonate de soude lisse très régulièrement, comme une microdermabrasion anti-âge ;

→ Idéale pour les peaux matures ou le teint terne, l'argile lisse très superficiellement ; elle convient plutôt pour les peaux hyperréactives et sensibles ;

→ Pensez aussi au sucre blanc très fin ou à la vergeoise (ils conviennent à tous les types de peau).

Les grains plus gros ou irréguliers sont à réserver aux gommages de grandes zones du corps (jambes, cuisses, dos)

→ Outre le sucre ou le gros sel, le marc de café est également recommandé, mélangé à parts égales avec de l'huile d'olive ou d'argan (effet bronzant après 3 gommages environ, à faire dans la douche).

★ Effet « bronzant » !

En mélangeant 1 à 2 cuillerées à soupe de marc de café dans 1 à 2 cuillerées à soupe d'huile végétale au choix, vous obtiendrez un excellent gommage à effet « bronzant » ! Idéal pour avoir des couleurs avant l'été !

RECETTES

Gommage du visage très doux

POUR 1 GOMMAGE (ENVIRON 15 ML)

1 cuillerée à thé de farine de riz (magasins bio)
1 cuillerée à thé de bicarbonate de soude
1 cuillerée à soupe d'huile végétale (olive, noisette, macadamia, argan)
2 gouttes d'HE de citron (*Citrus limonum*) ou de pamplemousse (*Citrus x paradisii*) pour parfumer et augmenter le pouvoir nettoyant (facultatif)

- Dans un bol, mélangez tous les ingrédients à l'aide d'une fourchette, d'une cuillère ou d'une spatule. Puis appliquez délicatement le mélange obtenu sur le visage humide et massez en effectuant des mouvements circulaires, du milieu du visage vers l'extérieur.
- Si le mélange vous semble trop abrasif, ajoutez un peu d'huile végétale ou un peu d'eau chaude avec le bout des doigts.
- Rincez abondamment à l'eau tiède avant de sécher à la serviette.

Gommage du corps
sucré-salé

POUR 1 GOMMAGE

4 cuillerées à soupe de sucre en poudre (blanc ou roux, idéalement pas trop raffiné)
1 cuillerée à soupe de sel de Guérande (à grains fins ou moyens)
2 cuillerées à soupe d'huile végétale (olive, noisette, amande douce, macadamia ou argan)
3 gouttes d'HE de lavande (*Lavandula angustifolia Miller*) ou de citron (*Citrus limonum*), d'orange douce (*Citrus sinensis*) ou de menthe poivrée (*Mentha x piperita*) (facultatif)

- Dans un grand bol, mélangez tous les ingrédients à l'aide d'une fourchette, d'une cuillère ou d'une spatule.
- Sous la douche, mouillez-vous le corps à l'eau chaude, puis appliquez la préparation en massant d'abord longuement les coudes, les genoux, les talons, les pieds, les épaules, puis tout le corps.
- Si le mélange n'est pas assez onctueux, ajoutez un peu d'huile végétale avec les mains.
- Rincez abondamment à l'eau tiède avant de sécher à la serviette.

× Vous obtiendrez un excellent **gommage anti-âge « minute »** en mélangeant 1 cuillerée à soupe de bicarbonate de soude avec 1 cuillerée à soupe d huile d'argan. **Pour les mélanges gommants,** préférez les huiles d'olive, de noyaux d'abricot, d'amande douce, de jojoba, d'argan, de noisette ou de macadamia, qui sont neutres et douces, et qui répartissent idéalement les grains exfoliants sur la peau.

DES SOINS ADAPTÉS pour les HOMMES

→

Ce n'est plus un tabou : les hommes prennent soin de leur peau. Et ils ont raison de le faire ! Car si la peau d'un homme est naturellement plus épaisse et produit plus de sébum que celle d'une femme, elle est aussi sensible et fragilisée par le rasage quotidien. Pour cette raison, elle doit être apaisée et nourrie au moins 1 fois par jour après le rasage, que celui-ci soit électrique ou mécanique.

Un rasage facile au quotidien

Le rasage est un moment difficile pour les peaux sensibles. Mais vous pouvez préparer votre peau afin de mieux la préserver lors du douloureux passage du rasoir. Commencez par bien vous nettoyer le visage à l'eau tiède, éventuellement avec un savon saponifié à froid et surgras (Internet ou boutiques spécialisées). Si vous avez une barbe dure et que le rasage est difficile, vous gommerez la zone à raser avant d'y appliquer la mousse ou le savon à barbe.

3 étapes pour un rasage nickel

1 Préparer l'épiderme

Vous avez dit « gommer » ?
Cela consiste à exfolier les peaux mortes et à soulever le poil pour mieux le dégager de l'épiderme et en faciliter la coupe.

→ Il existe une multitude de produits gommants à petits grains sur le marché, mais vous pouvez très bien pratiquer un gommage mécanique en vous frictionnant la barbe avec un gant de toilette humide sur lequel vous aurez versé 2 gouttes d'huile essentielle de géranium rosat (*Pelargonium graveolens*).

→ Pour un gommage maison très viril, massez la barbe avec une pincée de bicarbonate de soude additionnée de quelques gouttes d'huile d'argan, et rincez.

POUR MIEUX (ET MOINS) CONSOMMER

Les hommes peuvent aussi utiliser des produits « unisexes » ou pour femmes, sous réserve qu'ils conviennent à leur type de peau (plutôt mixte ou grasse). Ce qui compte, c'est de privilégier des soins plus fluides, plus matifiants et capables de réguler le sébum. Si ces principes essentiels sont respectés, peu importe que le produit soit estampillé « for men only » ou non !

2 Protéger la peau rasée

Pour faciliter la glisse du rasoir et protéger la peau de l'agression des lames, une huile de rasage peut être aussi efficace qu'une mousse ou un savon à barbe. Certains hommes appliquent une fine couche d'huile sur la barbe avant d'y mettre la mousse à raser ou le savon.

→ Choisissez de préférence une huile végétale neutre et généreuse (amande douce ou noyaux d'abricot) et appliquez-en sur l'ensemble de la zone à raser. Mettez ensuite la mousse ou le savon, ou passez immédiatement au rasage (oui, oui, on se rase à l'huile, et le fait de voir le poil à travers l'huile permet en outre un rasage plus précis !).

DANS LE SENS DU POIL

Il est important d'aller dans le sens du poil, même si c'est moins précis ! Raser à rebrousse-poil occasionne poils incarnés et boutons.

3 Réparer et apaiser

Une fois le rasage terminé et la peau rincée à l'eau tiède, il est important d'aider à la reconstruction du film hydrolipidique. C'est à ce moment-là que la peau a besoin d'un soin rafraîchissant et riche en acides gras essentiels. Il existe diverses recettes d'huile après-rasage non grasse (consultez Internet ou un herboriste).

→ Je vous en propose une, qui associe 10 gouttes d'HE de géranium rosat, 10 gouttes d'HE de ciste à 3 cl d'huile de jojoba et qui, de par son pouvoir astringent, limite les saignements.

→ Enfin, si vous avez la peau qui rougit facilement, particulièrement sèche et sensible, procédez de temps à autre, après le rasage, à l'application d'un masque antirougeurs, obtenu avec 1 cuillerée à soupe d'argile blanche et 1 cuillerée à café de miel délayées avec un peu de camomille en infusion. Laissez poser 15 minutes, puis massez le visage et le cou avec 3 gouttes d'huile de nigelle.

Quels autres soins pour monsieur ?

La recette de déodorant douceur (voir p. 131) et celle de crème universelle (voir p. 125) conviennent très bien aux hommes. Optez pour l'huile essentielle de laurier noble (***Laurus nobilis***) en remplacement d'une autre huile essentielle pour que le parfum soit plus masculin.

RECETTES

Gommage très viril

POUR 1 APPLICATION

1 pincée de bicarbonate de soude
la même quantité d'huile d'argan

- Mélangez le bicarbonate de soude et l'huile d'argan dans le creux de la main.
- Massez la barbe à raser. Rincez à grande eau avant le rasage.

Huile après-rasage

POUR ENVIRON 30 ML

30 ml d'huile de jojoba
10 gouttes d'HE de géranium rosat (*Pelargonium graveolens*)
10 gouttes d'HE de ciste ladanifère (*Cistus ladaniferus*)

- Mélangez tous les ingrédients dans un bol.
- Massez tout le visage, en insistant sur les zones sensibles.

× **Si vous n'appréciez pas l'odeur du géranium,** utilisez à la place de l'huile essentielle de menthe des champs (*Mentha arvensis*), particulièrement rafraîchissante, ou de l'huile essentielle de laurier noble (*Laurus nobilis*), très appréciée des hommes.

Masque apaisant

antirougeurs

POUR 1 APPLICATION

1 cuillerée à soupe d'argile blanche
1 cuillerée à café de miel liquide
3 gouttes d'huile de nigelle
infusion de camomille froide

- Mélangez l'argile blanche et le miel liquide, puis mouillez avec l'infusion de camomille froide jusqu'à l'obtention d'une pâte lisse et douce.
- Appliquez-la sur le visage et laissez poser 15 minutes.
- Massez ensuite le visage et le cou avec 3 gouttes d'huile de nigelle en faisant bien pénétrer.

× **Ce masque apaisant conviendra également aux femmes** qui ont la peau sèche et sensible, et rougissant facilement.

MANUCURE
au naturel

Une bonne manucure passe par des étapes incontournables, qui peuvent être réalisées avec des produits naturels. Ça tombe bien, c'est très tendance en ce moment d'avoir les ongles *nude* mais soignés.

Ramollir les cuticules avec un émollient

La première étape d'une manucure consiste à nettoyer les doigts et à assouplir les cuticules, c'est-à-dire la peau épaisse qui recouvre la base de l'ongle afin de la protéger. La cuticule peut hélas ! très souvent sécher et se fendiller, ce qui n'est pas joli. En esthétique de la main et des ongles, on estime qu'elle ne doit pas être trop présente afin de ne pas recouvrir la lunule qui marque le début d'un ongle sain. L'impression de longueur est accrue si elle est courte, uniforme et bien hydratée. Il est donc conseillé de repousser les cuticules avec un petit bâton prévu à cet effet. Encore faut-il que la cuticule soit suffisamment souple.

→ **Pour assouplir et faciliter la repousse des cuticules vers la base de l'ongle,** vous trouverez dans le commerce des lotions ou des gels émollients, produits visant à ramollir mais qui peuvent contenir des tensioactifs détergents, des dérivés pétrochimiques, des matières éthoxylées ou des sulfates, pour un usage pourtant tout simple… et alors qu'un petit bol d'eau tiède additionnée de quelques copeaux de savon suffit.

→ Plongez les doigts, attendez 5 minutes environ, retirez-les du bain émollient et séchez. Il ne vous reste plus qu'à repousser les cuticules avec un bâtonnet « pied de biche » ou un repousse-cuticule (en parapharmacie).

★ Ne coupez jamais les cuticules !

Si la peau est trop fendillée ou dépasse, ce qui arrive parfois, utilisez plutôt une pince à cuticule ou à envies, qui permet d'ôter les petites peaux effilochées.

Nourrir l'ongle et les cuticules

Inutile de dépenser des fortunes pour bien nourrir vos ongles et cuticules. En revanche, faites-le le plus souvent possible, *a fortiori* en hiver.

→ Trois huiles végétales font des merveilles en la matière : olive, argan ou ricin. Cette dernière est en outre réputée renforcer l'ongle et stimuler sa pousse. Massez chaque ongle tous les soirs avec 1 goutte d'huile.

→ De temps à autre, pensez à baigner vos ongles dans un petit bol d'huile mélangée avec le jus de ¼ de citron pour un soin réparateur plus intense.

Limer et polir les ongles

Idéalement, les ongles se liment de l'extérieur vers la pointe, dans un seul sens plutôt qu'en va-et-vient (ce qui peut abîmer l'ongle ou favoriser son dédoublement).

→ La lime émeri (en carton biface) est idéale car elle est abrasive d'un côté, pour limer, et plus douce de l'autre, pour éliminer les filaments d'ongle qui se présentent en dessous du bord libre après le limage.

→ Une bonne lime en verre est plus efficace encore, mais bien plus chère.

→ Pour un bord libre, blanc et propre, vous pouvez passer un cure-dents trempé dans du jus de citron.

Vient alors le moment de polir l'ongle si vous souhaitez lui donner un aspect lisse et brillant.

→ Passez successivement les 2 ou 3 faces de votre polissoir, en faisant des mouvements réguliers. Un polissage régulier peut rivaliser avec la pose d'un vernis : le rendu est certes naturel mais très glamour.

Les polissoirs sont vendus en parapharmacies et dans certains magasins spécialisés.

Ils ressemblent à des limes mais sont dotés de 3 faces au minimum : une face abrasive pour dégager la plaque de l'ongle des impuretés, une face qui ponce en douceur l'ongle, et une face en cuir ou en plastique lisse qui fait briller.

Vernir et démaquiller les ongles

Les vernis à ongles apportent luxe et sophistication à un petit prix, d'où leur succès et cette « vernimania » en période de crise.

20 % DES FRANÇAIS
ACHÈTENT DU VERNIS À ONGLES,
et dans des quantités plus importantes qu'avant (2,4 unités par acheteuse en 2013 / source : kantarworldpanel.com).

Le souci avec les vernis tient à leur composition. Par nature, ce sont des « laques » synthétiques qui doivent briller uniformément, lisser l'ongle et tenir longtemps sans s'écailler. Pour y arriver, les marques font usage d'ingrédients, qui ont été critiqués pour leur impact environnemental (polymères, matières plastiques, pétrochimie) et sanitaire (formaldéhyde, solvants, phtalates...). Le grand ennemi a d'abord été le formaldéhyde, réputé cancérigène, dont le dosage dans la formule d'un vernis est aujourd'hui limité par la réglementation européenne à 0,2 %, pour les produits en contact avec la peau, et à 5 %, dans les durcisseurs. Les durcisseurs sont donc à utiliser avec précaution et à éviter sur la peau.

★ Du formaldéhyde ?

Les emballages des produits contenant du formaldéhyde ou des substances en libérant doivent mentionner « contient du formaldéhyde » dès 0,05 % de formaldéhyde dans le produit fini.

D'autres composés récurrents critiquables sont le dibutylphtalate, supposé être un perturbateur endocrinien, et le toluène, réputé neurotoxique, allergisant et irritant s'il est inhalé. Les femmes qui travaillent dans les salons de manucure souffrent d'ailleurs de plusieurs affections (asthme chronique, dermatites, et même cancers) liées à l'exposition aux produits. Quant à l'impact écologique des vernis à ongles, il est tout aussi déplorable. Invariablement, les formules contiennent des solvants, des plastifiants, des agents filmogènes et des résines synthétiques issus de la chimie lourde.

Le vernis bio n'existe pas !

Formuler un vernis qui répond aux critères stricts de la certification bio n'est pas possible. Les solvants et plastifiants nécessaires à la bonne tenue n'existent pas en bio. Et comme la part obligatoire d'ingrédients issus de l'agriculture biologique doit avoisiner 10 ou 20 % de la formule, l'exercice devient impossible. Il est ainsi plus facile de trouver des vernis « naturels » ou écologiques, dits aussi « sans les big 4 », c'est-à-dire sans dibutylphtalate, sans toluène, sans formaldéhyde ni xylène F (un hydrocarbure aromatique). La colophane de synthèse est également mise au ban par les vernis naturels.
Depuis peu, ces nouveaux produits écolo rencontrent un succès important. Taxés d'être moins couvrants que les vernis conventionnels ou moins faciles à ôter, ils valent cependant le détour. D'autant qu'au niveau des couleurs, certaines marques sont dignes des icônes de la mode : on aime surtout les couleurs variées de la gamme Bo.Ho Green Make-Up®, mais aussi Zao®, Benecos® et Sante Naturkosmetik® qui proposent leurs vernis écologiques en boutiques et sur Internet.

MAQUILLAGE

au naturel

Coloré, glamour et chatoyant, c'est un univers qui fait rêver. Pourtant, dès que l'on s'intéresse à la composition des produits, un constat s'impose : le maquillage n'est pas très propre !

Le maquillage conventionnel (celui qui n'est certifié ni bio ni 100 % minéral) est aujourd'hui critiqué pour son impact sur la santé et sur l'écologie.

Côté santé, ce sont surtout des composants douteux qui soulèvent la polémique.
Pour n'en citer que quelques-uns : l'EDTA (éthylène diamine tetra-acétique, dit aussi acide éthylène diamine tetra-acétique), les phtalates et le phénoxyéthanol sont accusés d'être potentiellement des perturbateurs endocriniens ; les colorants azoïques et les libérateurs de formaldéhyde d'être cancérigènes ; les silicones et les dérivés pétrochimiques d'être comédogènes, etc.

Au niveau environnemental, on dénonce l'omniprésence dans ces produits de substances qui ont un impact environnemental lourd : silicones et polymères plastiques (se résorbent difficilement dans l'environnement), composés éthoxylés, ainsi que des substances issues de la pétrochimie (industrie non durable).
Sans parler de la fâcheuse habitude qu'ont prise les marques de make-up d'accompagner chaque

sortie produit d'une campagne marketing truffée de présentoirs en plastique, de cartons, d'imprimés, de lumières en tout genre, qui seront ensuite jetés...
L'application même du maquillage n'est pas non plus neutre pour la planète : elle nécessite quantité d'accessoires jetables, comme les mouchoirs en papier, les lingettes ou les cotons à démaquiller.

★ Pertubateurs endocriniens

Selon une étude récente de l'association de consommateurs UFC-Que Choisir, il est très probable que le maquillage perturbe le métabolisme humain. Elle relève ainsi la présence de perturbateurs endocriniens dans la plupart des produits cosmétiques, notamment les fonds de teint et les mascaras.
Pour en savoir plus : http://www.quechoisir.org/sante-bien-etre/hygiene-beaute/enquete-cosmetiques-et-perturbateurs-endocriniens-66-produits-analyses

Make-up : limiter les dégâts

Vous pouvez aujourd'hui vous démaquiller sans cotons jetables, sans lingettes jetables, voire parfois sans produit cosmétique !

Se démaquiller avec des éléments réutilisables

→ Les carrés démaquillants lavables sont la tendance du moment. Tissés dans des tissus très doux (fibres de bambou, d'eucalyptus ou coton bio), ils s'utilisent au quotidien mais sont réutilisables car lavables. Achetez-en une bonne dizaine et rangez-les dans un filet (il est souvent fourni avec) qui ira en machine une fois par semaine. Vous trouverez des lingettes démaquillantes écologiques en magasins bio et sur Internet (Les Tendances d'Emma®, Lamazuna®, Fibao® ou Mlle Papillonne Couture®).

20 CARRÉS DÉMAQUILLANTS
en fibres d'eucalyptus
représentent l'équivalent d'environ
6 000 CARRÉS
DE COTON JETABLES !

Opter pour le maquillage minéral

Le maquillage minéral est caractérisé par sa composition, exclusivement à base de poudres minérales micronisées, directement issues de minéraux naturels (argiles, micas, dioxyde de titane, oxydes de fer ou de zinc).

→ Ces poudres très fines laissent respirer la peau, sont non comédogènes, et biodégradables de surcroît ! Ni silicones, ni huiles pétrochimiques, ni conservateurs polémiques.
→ Les fonds de teint se présentent sous la forme de poudres pressées à appliquer au pinceau, parfois agrémentées d'huiles végétales nobles comme l'huile d'amande douce. Il en va de même pour les fards à paupières, les bases et les blushs.

→ Choisissez un vrai maquillage **minéral sans nanoparticules** et vérifiez les garanties de la marque sur ses formules avant d'acheter. Zao MakeUp®, Eugénie Prahy® et Bo.Ho Green Make-Up® qui portent la mention « Slow Cosmétique » sont des marques dignes de confiance.

→ **Adaptez votre gestuelle :** le maquillage minéral est une succession de couches transparentes et non un « plâtrage » au fond de teint. Appliquez une ou plusieurs couches de poudres 100 % naturelles avec un gros pinceau court appelé « kabuki », et vous obtiendrez un teint égal et lumineux ! Terminez par une touche de poudre plus rosée en guise de blush si besoin.

Consommer de façon plus durable

La tendance du maquillage *nude* (discret et naturel) n'est plus nouvelle, mais elle est toujours dans le coup ! On se maquille moins, et c'est tant mieux. Un produit pour égaliser le teint, un peu de mascara et un soin coloré pour les lèvres, c'est suffisant. À chaque maquillage, il suffit de se dire que moins on en met, mieux c'est.

→ **N'en jetez plus !** Les produits de make-up sont polluants. Quand l'un d'eux est terminé, au lieu de le jeter, recyclez-le ou prolongez sa vie : 1 goutte d'huile de ricin dans le fond d'un tube de mascara devenu sec permet de l'utiliser quelques jours de plus. Les fonds de teint non adaptés à la carnation ou en fin de vie peuvent être mis, à raison de quelques gouttes, dans les laits pour le corps pour apporter un effet velours ou sur les varicosités des jambes.

Et les vernis ?

Pour les ongles, mieux vaut éviter les vernis classiques qui sont de véritables bombes à retardement pour la santé et l'environnement tant leur composition est critiquable. Heureusement, depuis peu on trouve des vernis sans toluène, ni dibutylphtalate, ni colophane, ni formaldéhyde. C'est un *must* (marques Bo-Ho®, Zao®, etc.).

→ **En mode « Slow Cosmétique »,** optez pour le polissoir qui lisse l'ongle et fait briller sans colorer. Pour une manucure naturelle et glamour à la fois, reportez-vous à la Manucure au naturel (p. 141).

PARFUM AUX HUILES *essentielles*

Marre d'offrir à votre moitié un parfum synthétique bourré de phtalates pour la Saint-Valentin ou lors d'une fête ? Et si vous en fabriquiez un vous-même ?

La base

Il est très facile de réaliser chez soi un parfum aux huiles essentielles. Pour cela, il vous faut de l'alcool à 70° (en pharmacie) ou de la vodka, une base alcoolisée très pratique pour les parfums ou les déodorants - choisissez-la blanche, non odoriférante, avec le plus fort degré d'alcool possible (en supermarché ; inutile de dépenser des fortunes !).
Pour bien disperser les huiles essentielles dans l'alcool, et mieux « fixer » les arômes, prenez aussi de la glycérine végétale. Vous en trouverez, pour un prix très modique, chez les droguistes, sur commande en pharmacie, ou encore sur les sites de cosmétiques maison.

Un parfum réussi

Un parfum maison se construit comme un parfum classique : un mariage de notes de fond, de cœur et de tête.

→ Pour le dosage, comptez toujours environ 10 gouttes d'huiles essentielles pour 10 ml de parfum au total. Par exemple, dans 90 ml de vodka, vous mettrez 30 gouttes d'HE de cèdre pour la note de fond, 40 gouttes d'HE de néroli pour la note de cœur et 20 gouttes d'HE de pamplemousse ou de citron pour la note de tête, afin d'obtenir un parfum aux délicates senteurs d'agrumes.

→ Utilisez les eaux de toilette ci-dessous sur les cheveux ou encore les vêtements, en évitant toutefois de vaporiser sur des tissus clairs ou fragiles et, bien évidemment, dans les yeux !

VOUS POUVEZ MARIER JUSQU'À 6 HUILES ESSENTIELLES ENTRE ELLES.

Peu importe la répartition ! Mais généralement, certaines huiles essentielles ne servent qu'aux notes de tête, ce sont elles que l'on sent en premier. Ne dépassez pas 2 ou 3 huiles essentielles pour les notes de fond et de cœur réunies.

RECETTES

Parfum citronné et boisé

POUR ENVIRON 40 ML

4 cuillerées à soupe d'alcool à 70° ou de vodka neutre fortement alcoolisée
10 gouttes d'HE d'épinette noire (*Picea mariana*) ou de sapin baumier (*Abies balsamea*)
10 gouttes d'HE de laurier noble (*Laurus nobilis*) ou de cèdre de l'Atlas (*Cedrus atlantica*)
10 gouttes d'HE de citron (*Citrus limonum*) ou de bergamote (*Citrus bergamia*)
5 gouttes d'HE de pamplemousse (*Citrus x paradisii*) ou d'orange douce (*Citrus sinensis*)
1 cuillerée à café de glycérine végétale (facultatif)

- Dans un joli flacon en verre ou en aluminium de 40 ml muni d'un embout spray (éventuellement recyclé), versez successivement les différents ingrédients à l'aide d'un petit entonnoir.
- Fermez le flacon et agitez vigoureusement.
- Laissez reposer la préparation 48 heures au réfrigérateur en agitant le flacon plusieurs fois par jour pour bien répandre les arômes dans l'alcool.

× **Votre parfum maison ne vous plaît pas ?** Il n'est pas perdu : utilisez-le comme spray d'intérieur pour parfumer la maison ou rafraîchir un pot-pourri !

RECETTES

Parfum floral

POUR ENVIRON 40 ML

4 cuillerées à soupe d'alcool à 70° ou de vodka neutre fortement alcoolisée
10 gouttes d'HE de néroli (*Citrus aurantium ssp. aurantium* o.p. fl.)
10 gouttes d'HE de santal blanc (*Santalum album*) ou de ciste ladanifère (*Cistus ladaniferus*)
10 gouttes d'HE de petit-grain bigarade (*Citrus aurantium ssp. aurantium* o.p. fe.)
1 cuillerée à café d'eau de fleur d'oranger
1 cuillerée à café de glycérine végétale (facultatif)

- Dans un joli flacon en verre ou en aluminium de 40 ml au moins muni d'un embout spray (éventuellement recyclé), versez successivement les différents ingrédients à l'aide d'un petit entonnoir.
- Fermez le flacon et agitez vigoureusement.
- Laissez reposer la préparation 48 heures au réfrigérateur en agitant le flacon plusieurs fois par jour pour bien répandre les arômes dans l'alcool.

× **Plus vous laissez reposer un parfum, plus il s'exprime.** Si au bout de quelques jours l'odeur vous semble trop forte, vous pouvez ajouter une petite quantité d'eau distillée à la préparation et laisser reposer à nouveau.

PEAU SÈCHE
LA CHANTILLY DE KARITÉ

facile

→

Crevasses, peau de crocodile, coudes secs ou jambes fripées ? Pas de panique, le beurre de karité est là, hydratant, réparateur et protecteur. Transformé en « chantilly », il est encore plus magique ! Une vraie source de plaisir…

Le beurre de karité : un ami

Le beurre de karité est extrait, entre autres par pression à froid, des noix d'un arbre connu sous le nom de *Butyrospermum parkii*, typique de l'Afrique de l'Ouest.
Ce beurre végétal jaune clair et relativement dur contient beaucoup d'acides gras saturés protecteurs et nourrissants, mais aussi et surtout de nombreux composés insaponifiables qui le rendent anti-inflammatoire (idéal pour les peaux sensibles), réparateur (idéal pour les peaux abîmées, sèches, blessées ou brûlées) et apaisant. En Afrique, les femmes enceintes l'utilisent pour prévenir les vergetures dès les premiers jours de la grossesse, mais aussi pour réparer les crevasses du mamelon lors de l'allaitement.

VEILLEZ À LA QUALITÉ !

Choisissez toujours un beurre de karité certifié bio et non raffiné. Vérifiez l'étiquette : elle doit mentionner un seul ingrédient, Butyrospermum parkii, *accompagné éventuellement de vitamine E pour la conservation (tocopherol). La marque Karethic® propose un absolu de karité d'excellente qualité. Les marques De Saint Hilaire®, Bioflore®, BioAngelica® sont également recommandables.*

Star sur le Web…

Les blogueuses beauté adorent la chantilly de karité. Simple à réaliser, elle est aussi efficace que le beurre de karité seul, avec le plaisir d'une texture fondante en plus.
La faire, c'est l'adopter !
Et si les recettes diffèrent, le principe est toujours le même : environ 70 % de beurre de karité - ramolli au préalable sur une source de chaleur douce (radiateur) - battu au fouet avec 20 % d'huile végétale et 10 % à peine de glycérine.

Les applications ne manquent pas :

→ C'est le produit idéal à appliquer au coucher, pour se détendre après une longue journée, avant d'enfiler des chaussettes de coton sur les pieds crevassés ou les mains abîmées.

→ Si la peau du visage vous tiraille et vous semble vraiment trop sèche, pensez à la démaquiller soigneusement avec une eau florale et un coton, puis à appliquer une couche épaisse de chantilly de karité. Elle s'en nourrira en 15 minutes environ. Il ne vous restera plus ensuite qu'à ôter l'excédent avec un mouchoir en papier.

→ La chantilly de karité, sans huile essentielle ou alors avec une très faible dose de lavande vraie, est le produit idéal pour masser bébé de façon câline. Chauffez une noisette de chantilly dans vos mains et, en le regardant, massez-le, de son petit cœur vers les extrémités et les membres, en de douces caresses.

RECETTE

Chantilly de karité

7 cuillerées à soupe de beurre de karité ramolli
2 cuillerées à soupe d'huile de macadamia
1 cuillerée à soupe de glycérine liquide
25-35 gouttes d'HE d'une ou plusieurs huiles essentielles sentant bon : géranium rosat (*Pelargonium graveolens*), rose (*Rosa damascena*) et ylang-ylang (*Cananga odorata*), ou benjoin (*Styrax tonkinensis*), mandarine (*Citrus reticulata*) et litsée citronnée (*Litsea cubeba*), ou encore lavande vraie (*Lavandula angustifolia Miller*) et lavandin (*Lavandula hybrida super*)

- Écrasez ou malaxez le beurre de karité ramolli à l'aide d'un pilon ou avec le dos d'une cuillère chaude.
- Ajoutez l'huile de macadamia et la glycérine, en plusieurs fois, en battant au fouet électrique pendant de longues minutes pour y faire entrer le maximum d'air et obtenir une « chantilly ».
- Parfumez la crème fouettée obtenue avec 25 à 35 gouttes d'une ou plusieurs huiles essentielles au choix qui sentent bon.

→ *Vous pouvez remplacer la glycérine par de l'huile de jojoba.*

PIEDS SECS ET MAINS ABÎMÉES

Que faire ?

En hiver, pieds et mains se font plus fragiles, avec leur lot de crevasses ou de dartres sèches. En été, c'est le travail au jardin et le lavage répété qui fragilisent nos mains. Voici quelques gestes simples pour y pallier, vite et bien.

Prévenir la sécheresse des mains et des pieds

Avant tout, pour plus de confort au quotidien, **hydratez correctement** vos pieds et vos mains tout en pensant à les protéger du froid et des frottements. Il existe de nombreuses crèmes hydratantes pour les mains et les pieds. Optez de préférence pour celles qui contiennent des huiles végétales de qualité dans les quatre premiers ingrédients : argan, rose musquée, jojoba, noisette, olive...

Hydrater au quotidien en 2 temps

Pour une hydratation quotidienne toute simple, procédez en deux temps.

1. **Lorsque vous vous lavez les mains** au savon liquide, pensez à ajouter à la dose de savon 1 ou 2 gouttes d'huile d'olive ou de jojoba. Cela atténue l'effet détergent et asséchant du savon. Si vous utilisez une

savonnette, choisissez un savon surgras saponifié à froid, car il est moins agressif (marques Olila®, Gaiia®, Abellio®…).

2 Après vous être nettoyé les mains ou les pieds, hydratez-les impérativement avec une crème de qualité ou une noix de beurre de karité, un peu plus gras, idéal au coucher en massant longuement les phalanges et les doigts pour qu'il pénètre plus facilement.

★ Plus beaux et plus forts

Pour des ongles et des cuticules plus beaux et plus forts, massez chaque ongle, tous les soirs, avec 1 goutte d'huile de ricin très émolliente. Elle est réputée les durcir et leur donner plus de vitalité.

Vous avez dit « crevasses »

Une crevasse est due à un manque d'hydratation aigu et localisé, à un endroit où la peau se plie (phalanges, mains, orteils) ou à un endroit exposé au froid ou aux frottements.

Pour réparer la peau crevassée, vous pouvez recourir à deux techniques.

→ Au moins 1 fois chaque soir, massez la peau crevassée avec un beurre de karité aromatisé à l'huile essentielle de lavande vraie réputée cicatrisante.

→ 1 à 2 fois par semaine, en regardant la télévision ou en écoutant un bon morceau de musique, accordez un bain ludique à vos mains et ongles douloureux : plongez-les dans 1 bol d'huile d'olive tiède, légèrement miellée et citronnée, et jouez 10 minutes environ avec la bille que vous y aurez mise. Effet mains de princesse dès le premier bain !

RECETTES

Beurre de karité cicatrisant

50 g de beurre de karité
20 gouttes d'HE de lavande vraie (*Lavandula angustifolia Miller*)

- Faites ramollir le beurre de karité dans un bol en Pyrex placé sur un radiateur. Incorporez-y l'huile essentielle et fouettez à la fourchette pour bien mélanger.
- Massez-vous le plus souvent possible avec une noisette de ce beurre, au minimum chaque soir au coucher. Si possible, recouvrez vos pieds ou vos mains abîmés avec des chaussettes de coton pour la nuit.

→ *Ce mélange se conserve un peu plus de 6 mois à l'abri de l'air, de la lumière et de la chaleur, dans un pot en verre ou en plastique.*

Bain d'huile pour les mains

POUR 1 GRAND BOL

1 verre d'huile d'olive
le jus de ½ citron
1 cuillerée à café de miel

- Faites tiédir l'huile d'olive à feu très doux,

puis ajoutez-y le jus de citron et le miel. Versez le mélange dans un petit saladier et placez une bille au fond.

- Plongez les mains dans l'huile tiède (pas brûlante !) et faites passer la bille 10 minutes environ entre vos doigts : de cette façon, les mains se frottent l'une à l'autre et les ongles, bien immergés dans l'huile et le jus miellé, sont revigorés.
- Rincez ensuite soigneusement à l'eau tiède avant de sécher.

SAVONS À FROID

quèsaco ?

Le savon à froid est un savoir-faire typiquement français, qui devient peu à peu l'alternative naturelle par excellence au gel douche. Il fait du bien à notre peau et à l'environnement car il est plus écologique. Quel talent !

Le savon décrypté

Un savon est le résultat d'une réaction chimique dite de « saponification ». Traditionnellement, elle résulte d'un mélange de soude caustique et d'huile végétale, l'huile se transformant alors en détergent naturellement riche en glycérine : le savon. C'est un procédé ancestral, on ne peut plus naturel.

Aujourd'hui, hélas ! tout savon du commerce ou presque, même bio, est fabriqué différemment. On chauffe des « bondillons » (matières inertes détergentes préparées en industrie) qu'on conditionne et moule ensuite en savons. Les huiles végétales n'ont plus la part belle : on trouve le plus souvent de la graisse animale ou de l'huile de palme (dans la liste INCI : « *sodium tallowate* » pour le suif, et « *sodium palmate* » pour l'huile de palme).

La plupart de ces savons sont « morts », pauvres en glycérine. Même s'ils lavent parfaitement, ils sont trop agressifs ou trompeurs.

Reconnaître un savon à froid

Le savon à froid est celui qu'on faisait et utilisait avant les produits et méthodes industrielles. Naturellement riche en glycérine car celle-ci n'est pas ôtée en cours de fabrication, il est le plus souvent surgras grâce à l'ajout d'huile végétale vierge en fin de processus. Il est plus doux pour la peau et l'environnement que les savons industriels.

Les huiles végétales vierges dont il est issu sont saponifiées à froid : comme on ne les chauffe pas, leur composition précieuse en acides gras et vitamines, antioxydants ou autres « insaponifiables » est respectée.

LE SAVON À FROID RÉPOND À

UNE ÉQUATION SIMPLE :

huiles végétales vierges non surchauffées + soude = savon + glycérine + huiles végétales avec leurs vitamines, phytostérols et insaponifiables.

→ Grâce à sa douceur et à sa richesse, le savon à froid est plus qu'un simple détergent.

Personnalisé en fonction des huiles végétales qu'il contient, il s'adapte à toutes les peaux, même les plus sensibles ! Ainsi, celui à l'huile de nigelle convient mieux à la peau grasse, alors que celui au beurre de karité va plus pour les peaux sèches. La glycérine naturelle qu'il contient, naturellement humectante, contrecarre l'effet détergent et un peu agressif par nature du savon, tout comme son pH trop basique pour la peau.

Le toucher, le voir et le sentir

Un savon à froid est un peu plus mou au toucher qu'un savon industriel, un peu plus gras aussi. Ses bords sont souvent irréguliers (il n'est jamais moulé ou coupé uniformément). Il est en général assez peu parfumé, de couleur neutre (beige, marron, crème) selon les huiles végétales utilisées ou marbré (marbrage obtenu par superposition de couches d'huiles saponifiées avec des colorants naturels uniquement). Souvent, il est aussi quelque peu translucide. Mettez un savon neutre sans colorants devant une lumière : contrairement à un savon industriel complètement opaque, il laisse passer un peu de lumière.

Lire la liste des ingrédients INCI

À l'inverse d'un savon industriel qui propose presque toujours une combinaison d'huiles saponifiées de moindre qualité : « sodium palmate » puis « sodium palm kernelate » ou « sodium tallowate » puis « sodium palm kernelate », un savon à froid porte mention, en début de liste, des huiles végétales saponifiées. Par exemple, s'il est à base d'huile d'olive : « *Olea europea* » ou « *Sodium Oleate* » ; s'il est à base d'huile de coco, on trouvera : « *Cocos nucifera* » ou « *Sodium cocoate* ». En outre, il ne contient jamais les conservateurs et agents de chélation pétrochimiques typiques des savons industriels : EDTA, tetrasodium glutamate, BHT…

Identifier la mention « saponification à froid » ou un logo

Les artisans de la saponification à froid aiment le faire savoir. Ils écrivent donc explicitement « saponification à froid » sur leurs savons ou apposent un logo ; beaucoup portent la mention « Slow Cosmétique » (une tortue bleu ciel entourée d'une couronne).

Le savon à froid, pour quoi faire ?

Vous pouvez l'utiliser pour la toilette du corps entier, en remplacement du gel douche. Certains s'en servent même pour le visage et/ou les cheveux.

LAISSEZ-LE SÉCHER
ENTRE 2 UTILISATIONS.
Contrairement à un savon conventionnel, un savon à froid est aussi plus mou et fond plus facilement.

Où l'acheter ?

Ce savon revient en force en France, grâce au savoir-faire de très nombreux artisans qui le fabriquent à nouveau sur tout le territoire. On le trouve ainsi dans les ateliers des savonniers en région, mais aussi sur certains marchés, dans certaines boutiques bio ou sur Internet. Le site slow-cosmetique.com en répertorie plus de 90 qui sont vendus en direct.

TACHES SUR LA PEAU

DES SOLUTIONS *au naturel*

Vous avez des taches qui sont apparues sur votre peau ? Vous pensez que c'est irréversible ? Point sur un phénomène lié à l'âge, mais pas seulement...

Il y a taches et taches...

Les taches brunes sont des troubles de la pigmentation de la peau, mais elles ne sont pas toutes strictement identiques :

→ **le lentigo, ou tache de vieillesse,** apparaît avec l'abus de soleil ; le phénomène s'accélère avec l'âge, en général sur le dos des mains et le visage ;

→ **le chloasma, ou masque de grossesse,** est dû à des perturbations hormonales et se marque de préférence de façon symétrique sur le front, les pommettes ou les joues ;

→ enfin, certaines **« taches pigmentaires »** naissent des suites de cicatrices d'acné ou de boutons.

Les causes

Plusieurs causes sont imputables à l'apparition des taches pigmentaires.

→ **Le soleil :** au fil des expositions solaires, le stress oxydatif a déréglé de façon irréversible le fonctionnement de certains mélanocytes (les cellules de l'épiderme qui pigmentent la peau) ;

d'où des taches concentrées sur les zones exposées comme le visage, le décolleté et les mains.

→ L'âge : le vieillissement cellulaire fait subir à l'épiderme une perte d'épaisseur globale, et des cellules s'oxydent avec le temps.

→ Les hormones : lors de la grossesse, ou en cas de traitement médicamenteux, l'organisme est susceptible d'être à la fois plus sensible aux UV et aux amas pigmentaires ; le masque de grossesse ou les taches dues au métabolisme peuvent subsister des mois, voire des années ; il est difficile de les prévenir autant que de les atténuer réellement.

Routine pour une beauté antitache

Soyons honnêtes ! Une fois les taches apparues, il n'est pas possible de les éliminer totalement. Tout au plus, à force d'assiduité et de patience, pourrez-vous les atténuer et les éclaircir peu à peu.

→ Démarrez les soins plutôt à l'automne ou en hiver, et faites attention à bien vous protéger des UV : les taches pourraient se réveiller aux premiers rayons du soleil. La routine consiste à exfolier la zone tachée chaque jour, ou presque, puis à y appliquer un soin actif.

1 Exfolier

Une exfoliation régulière des zones tachées est bénéfique pour uniformiser le teint et atténuer très légèrement les taches diffuses. Pour le visage ou pour le corps, optez pour un gommage aux grains extrêmement fins (au bicarbonate, par exemple) ou pour un gommage enzymatique aux acides de fruits (au citron, par exemple). Ne travaillez que localement, sur les taches (pas sur les grains de beauté !).

★ Couperose ou acné rosacée ?

Évitez les gommages à grains si vous êtes sujet(te) à la couperose ou à l'acné rosacée.

→ Exfolier au bicarbonate Préparez votre propre gommage en mélangeant à parts égales du bicarbonate de soude alimentaire et de l'huile d'argan ou d'olive. Travaillez cette pâte rugueuse très délicatement mais très longuement, en mouvements circulaires légers sur les taches. Rincez ensuite à grande eau avant d'appliquer votre crème ou soin traitant.

→ Exfolier au citron Le citron présente des propriétés intéressantes pour la peau et a l'avantage d'une double action : exfoliation et soin éclaircissant. Il peut donc être utilisé en friction sur les taches le soir.

Le soir, appliquez un coton imbibé de jus de citron directement sur les taches et gardez-le 1 heure si possible. Il se peut que vous ressentiez un petit picotement, mais il devrait disparaître en quelques minutes. Ensuite, nettoyez-vous le visage et hydratez votre peau.

2 Traiter

On trouve dans le commerce une multitude de soins antitaches à appliquer au quotidien. Mais peu sont naturels.

À dire vrai, il n'existe pas d'huile ou d'extrait de plante réellement « dépigmentant ». On parle souvent du macérat huileux de lis blanc qui peut être utilisé comme soin de jour ou de nuit pour le visage ou les mains, afin d'atténuer les taches, mais son effet est très limité, même s'il nourrit et assouplit parfaitement la peau.

→ **Si vous voulez vraiment vous attaquer à une tache en particulier,** ou traiter de vilaines taches très localisées sur les mains ou sur une tempe par exemple, optez pour un sérum, une formule plus concentrée à appliquer uniquement sur la zone concernée, 2 fois par jour (voir ci-contre).

3 Protéger

Pour éviter que de nouvelles taches n'apparaissent, terminez votre routine de soin par l'application d'une crème solaire à l'indice de protection 20 au minimum, et ce en toute saison. Choisissez-la certifiée bio et appliquez-la sur le visage avant de vous maquiller ou sur les mains avant de sortir.

RECETTE

Sérum antitache

pigmentaire localisé

POUR 10 ML ENVIRON

1,5 cuillerée à café d'huile de ricin (*Ricinus communis*) ou de macérat huileux de lis blanc (*Lilium candidum*)
35 gouttes d'HE de carotte (*Daucus carota*)
15 gouttes d'HE de céleri (*Apium graveolens*)
35 gouttes d'HE de romarin à verbénone (*Rosmarinus officinalis verbenoniferum L.*)

- Dans un flacon de 15 ml en verre (ou en plastique) ambré, bleuté ou en aluminium, versez les différents ingrédients puis mélangez.
- 2 fois par jour, appliquez 1 à 2 gouttes de cette huile fortement aromatisée sur la tache et massez pour bien faire pénétrer. Les résultats ne sont visibles qu'au bout de 1 mois au mieux. Patience donc !
- Après ce soin, appliquez une crème solaire bio (indice 20 au minimum) qui vous protégera des UVB et A, et préviendra aussi l'apparition de nouvelles taches.

→ *Ce sérum se conserve 12 mois maximum à l'abri de l'air, de la lumière et de la chaleur.*

→ *La présence d'huile essentielle de céleri dans le mélange peut rendre la peau plus sensible à la brûlure du soleil.*

→ *Ce sérum ne convient pas aux femmes enceintes, ni allaitantes.*

→ *Usage local uniquement. Pas sur tout le visage !*

TEINT TERNE

CONSEILS BONNE MINE *au naturel*

Teint en berne ? Mauvaise mine ? Voici quelques façons simples et naturelles de retrouver des couleurs malgré la grisaille ou la fatigue. En toute saison !

Nettoyage et gommage, les secrets d'un teint de pêche

Pour un teint qui reflète mieux la lumière, avec un grain de peau uniforme, rien de tel qu'un bon nettoyage quotidien et une exfoliation douce pratiquée 1 à 2 fois par semaine. Ce sont en effet les peaux mortes qui éteignent le teint et donnent grise mine.

Nettoyer au quotidien

Pour le nettoyage de chaque jour, la brosse visage est un *must*. Utilisez-la en mouvements circulaires, le soir, avec un produit de nettoyage très doux tel qu'une crème de nettoyage ou un lait de toilette. Évitez le savon sur le visage ! Et si vraiment vous n'avez pas de nettoyant sans savon ni de lait de toilette, recourez au savon surgras saponifié à froid.

Exfolier 1 fois par semaine

Une exfoliation fine chaque semaine est incontournable ! L'astuce consiste à gommer en douceur avec une poudre à grains très fins et très réguliers, qui va lisser les traits et permettre de mieux refléter la lumière :

par exemple, 1 cuillerée à café de bicarbonate de soude mélangée à 1 cuillerée à café d'huile végétale douce, et surtout riche en provitamine A (le fameux bêta-carotène) – celles de noyaux d'abricot ou de carotte sont parfaites : vitaminées, elles font un joli teint.

L'argile rouge en masque

L'argile rouge (illite) contient les sels minéraux et oligoéléments typiques de l'argile, mais elle est de plus la plus riche en fer.

→ Pour un coup d'éclat vraiment très efficace, optez 1 fois par semaine pour un masque minute bourré de vitamines et minéraux. Vous ajoutez à 1 cuillerée à soupe d'argile rouge prête à l'emploi (donc mouillée) 5 gouttes d'huile d'olive et éventuellement 1 grosse goutte de miel pour plus de douceur, vous étalez la préparation homogène sur le visage et vous laissez poser 10 minutes avant de masser un peu tout en rinçant à l'eau tiède. Le tour est joué : votre teint est radieux. Terminez par l'application de votre soin hydratant habituel.

Avantage supplémentaire : ce masque convient à tous les types de peau, même acnéiques !

Le massage bonne mine

Un massage du visage quotidien, lorsque vous appliquez n'importe quel soin, est également souverain pour l'éclat du teint. En massant la peau, vous stimulez en effet la microcirculation sanguine et vous oxygénez le derme. Votre peau respire mieux, votre teint est plus rosé. Voici quelques astuces pour un bon massage du visage.

→ Chauffez au préalable dans vos mains le produit pour pouvoir bien l'étendre.

→ Commencez le massage et la stimulation dès le nettoyage quotidien, le soir par exemple, à l'aide d'une brosse douce spéciale visage (parapharmacies).

→ Massez votre soin hydratant de l'intérieur vers l'extérieur en effectuant des mouvements doux mais relativement appuyés, et en allant vers les tempes et les côtés du cou, là où la circulation lymphatique peut éliminer les toxines et décongestionner le visage. Stimulez aussi des points de réflexologie faciale pour détendre les traits crispés. N'hésitez pas à pincer très légèrement, surtout le bas du visage.

→ Ne frottez pas la peau, pour ne pas l'irriter, mais répétez des mouvements lents et appuyés plusieurs fois pour mobiliser les muscles et les tonifier.

→ Pour plus d'éclat, massez-vous le visage avec une huile végétale riche en bêta-carotène, comme l'huile de carotte (macérat huileux) ou l'huile d'argousier.

Un maquillage très naturel

Pour un teint parfait, et surtout en cas de peau à problèmes, **faites confiance au maquillage 100 % minéral.** Il unifie le teint tout en conservant une belle transparence. Formulé uniquement à base de pigments minéraux et de micas naturels, il se présente comme un fond de teint « poudre ». Optez pour celui sans ajout de corps gras ou alors pour un « bronzer » (marques Bo-Ho®, Eugénie Prahy® ou Zao®).

UN BRONZER MINÉRAL est un compromis entre un fond de teint et un blush. *C'est un produit identique aux fameuses « terres de soleil », mais sans les excipients pétrochimiques ou synthétiques.*

Quelle couleur choisir ?

Choisissez toujours une teinte proche de votre carnation naturelle. Il est inutile de foncer le teint, sauf pour un effet soleil voulu ; dans ce cas, appliquez le maquillage uniquement par touche, sur les zones saillantes du visage.

Comment l'appliquer ?

Les bronzers s'appliquent idéalement à l'aide d'un gros pinceau à blush, parfois appelé « kabuki » pour le fond de teint, qui favorisent l'étalement des pigments sur la peau de façon uniforme et discrète.

→ Appliquez la poudre en mouvements circulaires sur la peau nue mais bien hydratée. Pour un effet *contouring*, sculptez le visage en creusant les traits ou en insistant sur les côtés, mais sans exagérer au risque de plomber le teint ! Plus discrète, une légère touche sur les joues comme pour un blush suffit parfois, juste au-dessus du creux des joues.

RECETTES

Gommage express

POUR 1 APPLICATION

1 cuillerée à café de bicarbonate de soude
1 cuillerée à café d'huile de carotte ou de noyaux d'abricot

- Mélangez le bicarbonate de soude et l'huile végétale dans un petit bol.
- Appliquez ce gommage sur votre visage humide en massant un peu, en mouvements circulaires, et surtout sans appuyer. Mieux vaut gommer tout en douceur, caresse après caresse, et longtemps, plutôt que frotter vigoureusement.
- Rincez bien à l'eau tiède.

× **Pour un effet « bronzant » plus immédiat,** remplacez le bicarbonate de soude par du marc de café.

× Ce produit gommant et embellisseur du teint **convient à toutes les peaux,** sauf acnéiques ou couperosées !

RECETTES

Masque minute à l'argile rouge

POUR 1 APPLICATION

1 cuillerée à soupe d'argile prête à l'emploi (magasins bio ou pharmacies)
5 gouttes d'huile d'olive
1 grosse goutte de miel (facultatif)

- Ajoutez l'huile d'olive à l'argile.
- Étalez le mélange sur le visage en une couche homogène et laissez poser 10 minutes.
- Massez légèrement tout en rinçant à l'eau tiède.
- Terminez par l'application de votre soin hydratant habituel.

→ *Ce masque tache les serviettes et le lavabo si vous ne rincez pas bien.*

VERGETURES

ON FAIT QUOI ?

→

Blanches, roses ou rouges, les vergetures sont disgracieuses ! Le meilleur moyen de les éviter ? Les prévenir, en nourrissant et en assouplissant la peau...

Des vergetures, pourquoi ?

Les vergetures sont un peu comme des « blessures » internes, au niveau du derme, qui n'a pas résisté à une tension, un étirement de la peau. C'est pour cela qu'elles touchent souvent les adolescents en pleine poussée de croissance, les personnes qui ont pris du poids, et, bien entendu, les femmes enceintes.

Les prévenir

Soyons honnêtes : il est difficile, voire impossible, de faire disparaître une vergeture installée (souvent blanche). Une vergeture récente, rosée ou rouge, est déjà plus facile à atténuer. Le meilleur moyen d'éviter ces disgrâces est **avant tout de nourrir et d'assouplir la peau** au maximum.

→ Si vous êtes enceinte, ou si vous anticipez des vergetures pour quelque raison que ce soit, misez sur le beurre de karité, ou l'huile d'amande douce, dans un mélange à parts égales avec de l'huile de rose musquée ou de calophylle. Ces produits conviennent pour tous les types de peau.

→ Matin et soir, massez énergiquement les fessiers, l'abdomen et les seins jusqu'à pénétration totale de l'huile (ou du mélange si vous en avez combiné deux). Pincez la peau, malaxez-la bien. Si vous utilisez du beurre de karité, chauffez-le bien dans vos mains pour une bonne pénétration.

Les atténuer

Si vous souhaitez atténuer des vergetures déjà présentes, optez pour ma recette à base d'huile de rose musquée ou de calophylle, avec un dosage savant d'huiles essentielles (voir ci-contre).

RECETTE

Huile de soin « gommante » spécial vergetures

POUR 15 ML ENVIRON

1 grosse cuillerée à soupe d'huile de rose musquée ou de calophylle
40 gouttes d'HE d'immortelle (*Helichrysum italicum*)
15 gouttes d'HE de sauge sclarée (*Salvia sclarea*)
40 gouttes d'HE de niaouli (*Melaleuca quinquenervia viridiflora*)

- Dans un flacon compte-gouttes en verre ambré ou bleuté de 15 ml, versez successivement les ingrédients puis mélangez.
- 2 à 3 fois par jour, appliquez 1 à 2 gouttes de cette huile fortement aromatisée sur chaque vergeture (très localement donc) et massez très activement pour faire pénétrer. Les résultats ne seront visibles qu'après 1 mois au mieux. Patience !

→ *Cette huile de soin ne convient pas aux femmes enceintes ou allaitantes, ni aux femmes sujettes à un cancer hormonodépendant, qui utiliseront seulement de l'huile végétale de rose musquée ou de calophylle.*

MA

FORME · SANTÉ

au

NATUREL

ANGOISSE ET DÉPRIME

Pas pour moi !

Pour faire face au stress quotidien, lutter efficacement contre l'anxiété, voici quelques techniques qui (re)mettent du baume au cœur.

Comprendre le stress

Il existe plusieurs types de stress, et tous ne sont pas pathologiques. Un stress ponctuel peut être bénéfique. Il correspond à une mobilisation des énergies du corps pour faire face à la menace : c'est l'instinct de survie.
Ce stress pousse notre organisme à produire de l'adrénaline et à réagir physiologiquement pour s'adapter ou résister. Pas de souci avec cela !
Le stress devient problématique s'il est permanent. En situation de résistance, l'organisme est touché au niveau cardio-vasculaire, digestif, endocrinien et nerveux. L'adrénaline n'est plus une amie et influe négativement sur toutes les fonctions du corps. Dans le pire des cas, le stress conduit au fameux « burn-out », après d'insoutenables situations d'angoisses.

★ Consultez un médecin !

L'angoisse et le stress sont parfois les symptômes d'une dépression, qui est une vraie maladie. En cas de troubles importants du sommeil, de l'alimentation, de l'humeur, consultez un médecin !

Équilibrer les fonctions du corps

Gérer le stress au mieux consiste à viser une situation d'équilibre de toutes les fonctions de l'organisme, ce qu'on qualifie d'« homéostasie ». **Cet équilibre s'atteint grâce à la combinaison de plusieurs techniques** de relaxation, à la méditation, à un éventuel traitement médical, mais aussi à l'aromathérapie. **Pensez à combiner au moins deux techniques.**

Des huiles essentielles adaptées

Les huiles essentielles dégagent un arôme puissant, dû à la présence de molécules aromatiques et terpéniques très volatiles. Lorsque vous respirez une huile essentielle ou un mélange aromatique, c'est le cerveau limbique qui reçoit un message, avant de le transmettre au système nerveux central, et de déclencher une réaction physiologique.

Diffusez !

Il a été démontré scientifiquement que de l'essence de bergamote respirée plusieurs fois par jour, en courtes séances de diffusion, permettait d'équilibrer l'activité du système nerveux autonome. On a ainsi constaté une diminution de la fréquence cardiaque et de la pression artérielle, et une augmentation de l'activité nerveuse parasympathique.

→ Pour aromatiser une pièce de 30 m^2 environ (votre espace de vie), mettez environ 15 gouttes d'huile essentielle de bergamote (*Citrus bergamia*) bio dans un **diffuseur ultrasonique à froid.** Durant 1 heure ou plus selon les modèles, le moteur silencieux va répartir les molécules dans l'air sous forme de brume aromatique chargée d'arômes et d'ions négatifs qui améliorent la qualité de l'air.

→ Si vous avez opté pour un **diffuseur électrique à pompe,** appelé parfois « nébulisateur », comptez jusqu'à 60 gouttes pour le remplir au niveau requis, et 30 minutes de diffusion pour 30 m^2.
Respirez normalement pendant la séance de diffusion et vaquez à vos occupations.

Vous pouvez également diffuser une synergie d'huiles essentielles maison aux vertus antistress (voir p. 171). Cette recette convient à tout type de stress ou d'angoisse et s'utilise de plusieurs autres façons.

Vous pouvez utiliser ma synergie d'huiles antistress à la salle de bains.

→ Versez-en 3 gouttes dans une dose de gel douche ou de shampooing neutre et accordez-vous un moment relaxant lors de la douche ou du bain. Cela vaut aussi pour les enfants dès 3 ans.

→ À ces dosages infimes, il n'y a pas de risque de photosensibilisation, malgré la présence d'essence de bergamote que l'on évite habituellement sur la peau.

Massez !

Quand le stress ou le vague à l'âme vous prend, versez 2 gouttes de la synergie dans 1 cuillerée

à thé d'huile ou de crème neutre. Massez-vous alors les poignets et le plexus solaire (juste en dessous du sternum) pendant un instant en respirant par le ventre, calmement.
Évitez alors le plein soleil ou le banc solaire dans les 12 heures qui suivent.

Quelques bons conseils antidéprime

→ **Faites du sport !** Cela vide la tête et réveille tous les sens. Pratiquez 2 heures par semaine une activité sportive qui vous plaît ; c'est le meilleur truc pour vous tirer d'une déprime !

→ **Vous êtes blessé(e) ou vraiment pas capable d'en faire ?** Alors visualisez-vous faisant de la danse ou un art martial. C'est encore plus facile sur un morceau de musique. Essayez de tenir cette visualisation 3 minutes au moins, plusieurs fois par jour.

→ **Organisez-vous un agenda !** Si vous êtes déprimé(e) et un peu mélancolique, le fait de réorganiser votre semaine comme si vous étiez à l'école peut vous aider un peu.
Levez-vous à la même heure chaque jour, et donnez-vous des rendez-vous récurrents chaque semaine : le lundi, à telle heure, je travaille ; mais le mercredi à telle heure, je prends un bain à l'argile, etc.

→ **Partagez votre ressenti !** Parlez à des proches de votre mal-être et consultez un médecin ou un psy, même si vous pensez ne pas être en dépression. Et tentez de verbaliser ou d'écrire ce que vous ressentez au quotidien.

Et le millepertuis ?

Il existe de nombreuses plantes « antidéprime », dont le millepertuis (*Hypericum perforatum*), la plus connue. C'est l'une des rares à bénéficier de nombreuses études cliniques. Ses principes actifs tels que l'hypéricine et l'hyperforine agissent un peu comme des antidépresseurs, par régulation de la sérotonine, de la dopamine, de la noradrénaline et d'un neurotransmetteur du système nerveux central.
Oui, mais voilà, il ne faut cependant pas forcément se jeter sur le millepertuis : ses extraits sont variés et parfois contre-indiqués. En cas de déprime, l'huile végétale de millepertuis (macérat huileux) ne vous sera pas utile. Elle sert surtout pour les irritations de la peau.

→ **Inutile de vous masser le corps avec le millepertuis** et encore moins d'en ingurgiter. C'est un produit photosensibilisant !

L'extrait sec ou hydroalcoolique (ou macérat glycériné) doit se prendre par voie orale.
À titre d'information, il faut au minimum 600 mg d'extrait sec hydroalcoolique titré à 0,2 % d'hyperhyricine et 3 % d'hyperforine en 2 prises au moins, pour une quelconque efficacité.
Mais il y a beaucoup de contre-indications car le millepertuis entre en interaction avec de nombreux médicaments.

Évitez à tout prix l'automédication et consultez avant de prendre n'importe quel extrait de millepertuis.

RECETTE

Synergie antistress maison

POUR 10 ML ENVIRON

30 gouttes d'HE de marjolaine à coquilles (*Origanum majorana*)
60 gouttes d'HE de petit-grain bigarade (*Citrus aurantium ssp. aurantium* o.p. fe.)
210 gouttes d'HE de bergamote bio (*Citrus bergamia*)

- Dans un flacon compte-gouttes en verre ambré ou bleuté (en pharmacie), versez les différentes huiles essentielles.
- Agitez doucement.
- En cas de stress chronique, cette synergie aux arômes d'agrumes peut se diffuser 2 à 3 fois par jour, 30 minutes dans la pièce à vivre, ou 1 fois le soir dans la chambre, 30 minutes avant le coucher.
- Voyez comment utiliser cette synergie en massage, diffusion ou par voie orale en relisant les explications ci-dessus.

→ *Ce mélange se conserve jusqu'à 3 ans à température ambiante.*

→ *Jamais de diffusion pendant le sommeil !*

ANIMAUX DOMESTIQUES ET aromathérapie

→

Eh oui ! Les huiles essentielles peuvent améliorer le bien-être de nos amis à quatre pattes… Encore faut-il savoir comment les utiliser et dans quels cas.

Beaucoup de vétérinaires sont aujourd'hui séduits par l'aromathérapie pour les chiens, les bovins et les chevaux. Avant d'administrer des huiles essentielles à vos animaux, consultez toujours un professionnel !

Pour le chien

Bonne nouvelle : vous pouvez faire beaucoup pour votre chien avec des huiles essentielles ! Puces, eczéma, digestion… la liste des applications est longue. Bien entendu, comme pour l'être humain, des consignes de prudence sont à respecter. D'une façon générale, on pratique l'aromathérapie avec les chiens comme avec les enfants.

→ On n'applique pas d'huile essentielle pure sur de grandes zones de peau (pelage) ; utilisée pure, une huile essentielle se limite à 2 ou 3 gouttes sur une zone de peau de la taille d'une pièce de monnaie.

→ On dilue le plus souvent les huiles essentielles à des dosages cosmétiques (de 1 à 10 %) dans une huile avant de masser le chien (ventre, ou pelage et peau).

→ On évite soigneusement tout contact direct avec les muqueuses, la truffe, les orifices (oreilles).

→ Si le chien doit ingérer des huiles essentielles, on les intègre à sa gamelle en les diluant au préalable dans un peu d'huile d'olive par exemple, à répartir sur les croquettes ou la pâtée.

★ Dosage mode d'emploi

Pour ne pas vous tromper dans les dosages, sachez qu'on parle en aromathérapie vétérinaire de posologie par tranche de 10 kg de poids.

Par exemple, pour stimuler l'immunité d'un chien face aux épidémies, incorporez à sa pâtée – mélangées à un peu d'huile – 3 gouttes d'HE d'origan (*Origanum compactum*) ou de cannelle (*Cinnamomum verum*) par 10 kg de poids : si votre chien pèse 17 kg, il vous faudra donc diluer 6 gouttes dans un peu d'huile.
Ne reste plus qu'à faire une règle de trois !

Des huiles essentielles bien utiles

→ Troubles digestifs, vers ou immunité en berne. On recommande souvent de faire prendre par voie orale de l'huile essentielle de cannelle écorce. À manier avec prudence car elle est très agressive.
En cas de gastro, comptez 3 gouttes d'HE de cannelle (*Cinnamomum verum*) par 10 kg de poids à titre préventif, et 5 gouttes si la gastro est avérée.

→ Plaies, piqûre de tique, brûlure. L'huile essentielle de lavande aspic est très bien tolérée et peut servir à aseptiser et accompagner la cicatrisation (on l'applique alors sur la plaie nettoyée au savon et à l'eau, diluée dans un peu de gel d'aloe vera), une piqûre de tique (on l'applique pure à raison de 2 gouttes par heure après retrait de la tique, pendant 6 heures), une brûlure (on l'applique alors diluée à parts égales dans un peu de gel d'aloe vera).

Les chiens lécheront le produit, mais pas de panique, ce n'est pas toxique. Plusieurs applications cutanées par jour sont possibles (3 à 6 en général).

→ Les mauvais coups. L'huile essentielle d'immortelle a une action fluidifiante sanguine et antihématome en cas de bleus, bosses ou coups chez l'humain… Cela vaut aussi pour votre toutou ! S'il a reçu un mauvais coup localisé, vous pouvez en appliquer en la diluant à parts égales avec un peu d'huile d'olive et en faisant pénétrer sans masser trop fort.

Les puces, un vrai problème

Les puces sont redoutables car elles peuvent causer allergies, ténias, infections…

→ L'astuce est de prévenir leur arrivée par une lotion répulsive maison (voir p. 174). Vaporisez-la 2 à 3 fois par jour sur le pelage du chien aux endroits dont les puces raffolent : arrière de la tête, cou, dos, base de la queue.

→ Si les puces sont là, c'est plus compliqué. Cependant, vous pouvez essayer 2 gouttes d'HE de tea tree (*Melaleuca alternifolia*) et 2 gouttes d'HE de lavande aspic (*Lavandula spica*) dans la dose de shampooing pour chien. Lavez votre animal comme à l'habitude, rincez avec de l'eau vinaigrée (1/3 de vinaigre de cidre bio) en massant un peu avant de le sécher.

→ Vous pouvez également vaporiser chaque jour la lotion répulsive maison en doublant les doses d'huiles essentielles dans la préparation.

Pour les tout petits chiens, divisez les doses par deux.

Pour le chat

L'aromathérapie n'est pas vraiment adaptée au chat. Son organisme ne métabolise pas les huiles essentielles, et une toxicité pour le foie s'ensuit. Il faut donc être très, très prudent quand vous y recourez. Certes, vous ne tuerez pas minou en lui appliquant une fois, un jour, une huile essentielle pour une petite plaie ou une morsure, mais les applications doivent alors être très localisées et, surtout, très rares.

En cas de puces ou de parasites

→ Privilégiez plutôt l'huile de neem, qui n'est pas une huile essentielle mais bien une huile végétale, diluée dans une autre huile végétale (1 cuillerée à soupe de neem pour 10 cuillerées à soupe de l'autre). Cette huile aromatique ne pose pas de problème et convient bien pour les chats, les chiens, mais aussi les moutons, les porcs ou les chevaux. On la trouve sur Internet et dans certains magasins bio.
Vous pouvez aussi diluer un peu de vinaigre de cidre dans le shampooing pour chat ou dans des lotions.

RECETTES

Shampooing antipuces pour chien

POUR 1 APPLICATION

1 dose de shampooing neutre pour chien
2 gouttes d'HE de tea tree (*Melaleuca alternifolia*)
2 gouttes d'HE de lavande aspic (*Lavandula spica*)
vinaigre de cidre bio

- Ajoutez les huiles essentielles dans la dose de shampooing pour chien.
- Mélangez bien, puis lavez votre animal comme à l'habitude.
- Rincez avec de l'eau vinaigrée (1/3 de vinaigre de cidre bio) en massant un peu avant de le sécher.

× Vous pouvez également vaporiser chaque jour **la lotion préventive maison** en doublant les doses d'huiles essentielles dans la préparation. Elle deviendra répulsive.

Lotion préventive antipuces pour chien

POUR UN PEU MOINS DE 100 ML DE LOTION

1 cuillerée à soupe moderne (environ 10 ml) de solubol (dispersant naturel)
7 cuillerées à soupe d'hydrolat de lavande, de lavandin, de géranium ou, à défaut, d'eau minérale
12 gouttes d'HE de lavande aspic (*Lavandula spica*) ou, à défaut, de lavandin (*Lavandula hybrida super*)
12 gouttes d'HE de géranium rosat (*Pelargonium graveolens*)

- Dans un flacon spray récupéré et bien propre, versez successivement les différents ingrédients.
- Mélangez bien la préparation avant chaque utilisation.
- Vaporisez 2 à 3 fois par jour le pelage du chien aux endroits dont les puces raffolent, notamment l'arrière de la tête, le cou, le dos, la base de la queue.

× Utilisez aussi la lotion pour **vaporiser l'environnement direct du chien** (panier, couette, tapis, bas des rideaux), mais jamais dans les yeux ou la gueule !

RECETTES

Huile antipuces et antiparasites

chiens et chats

POUR UN PEU MOINS DE 100 ML DE PRODUIT

1 cuillerée à soupe moderne (10 ml environ) d'huile de neem
9 cuillerées à soupe d'huile d'olive ou de jojoba ou de noisette

- Faites tiédir au besoin l'huile de neem pour bien la liquéfier.
- Versez-la ainsi que l'huile végétale dans un flacon spray récupéré et bien propre.
- Fermez le flacon et agitez fortement.
- Vaporisez cette huile répulsive sur le pelage de l'animal, par temps sec, et massez légèrement.

× **L'huile de neem s'utilise toujours diluée** dans une autre huile pour éloigner les parasites ou pour traiter la peau infestée (tiques et puces) des animaux.

BÉBÉ AU *naturel*

→

Les rayons des cosmétiques pour bébés sentent bon la douceur, et ils ont le vent en poupe. On y plonge ici pour se poser les bonnes questions : ces produits sont-ils réellement plus doux ? Qu'est-ce qui les caractérise ? Et quels soins au naturel choisir pour bébé ?

La peau du bébé : fine et fragile

Comme elle n'est pas encore mature au niveau de ses sécrétions (sébum, film hydrolipidique, mélanine), la peau du bébé est fragile, facilement agressée par le froid et, surtout, le soleil. Elle doit donc être bien protégée du soleil par des vêtements et de l'ombre. C'est d'ailleurs ce que recommandent les autorités. En revanche, je déconseille les produits solaires conventionnels à cause de leur formule, susceptible de contenir des ingrédients peu recommandables pour le tout-petit.

★ Une peau plus fine

La peau d'un bébé est plus fine que celle d'un adulte et proportionnellement plus « grande » par rapport au poids et à la taille de l'individu. Il importe donc d'être particulièrement attentif aux produits susceptibles d'y pénétrer, même superficiellement.

En vérité, on pourrait se satisfaire d'un savon à froid surgras sans parfum, d'eau minérale et de lingettes lavables pour le change, ainsi que d'un baume, d'une huile ou d'une crème réparatrice pour les fessiers, si possible sans parfum ni conservateurs irritants (voir ci-contre, la trousse au naturel).

Les rayons des cosmétiques bébé passés au crible

Ces rayons proposent essentiellement des produits de toilette ou pour le change, et à profusion : du lait de toilette (dont la formule s'apparente à un lait démaquillant), des gels lavants moussants sans savon, des shampooings, des lotions cheveux, des eaux parfumées, des savons, des lingettes nettoyantes, de la crème hydratante pour le visage ou encore pour le corps… Au final, **beaucoup trop de produits par rapport à ce dont un bébé a réellement besoin !** D'autant que, alors qu'on pourrait penser qu'ils sont plus doux, la plupart des produits pour bébés ont une composition étonnamment décevante :

→ beaucoup contiennent une base eau + corps gras d'origine pétrochimique ; c'est ce qu'il y a de moins cher, mais bien que cela soit relativement inoffensif, c'est une matière peu noble pour un bébé – on pense à la vaseline, à la paraffine ou aux dérivés de pétrole (*Cera microcristallina, Petrolatum*, etc.).

→ Il existe encore des produits qui contiennent de la lanoline, une graisse dérivée du règne animal qui peut s'avérer irritante.

→ Nombreux sont ceux qui mentionnent des conservateurs pouvant se révéler irritants sur le long terme : les isothiazolinones, le pire étant le méthylisothiazolinone (MIT ou MI), dénoncé par les dermatologues en 2014 pour son lien avec le déclenchement d'allergies de contact (rapport de la Société française de dermatologie (SFD) du 23/10/14). On a aussi beaucoup parlé du phénoxyéthanol (parfois écrit dans la liste INCI « EGPhE » pour éthylène glycol phényléther), autre conservateur, et potentiel perturbateur endocrinien.

★ Attention au phénoxyéthanol

L'Agence nationale de sécurité du médicament et des produits de santé (ANSM) a rappelé ses doutes dans un rapport de 2012, invitant « à titre de précaution » à ne pas utiliser des lingettes destinées aux fesses des bébés contenant du phénoxyéthanol, et d'éviter les cosmétiques contenant cette substance chez les enfants de moins de 3 ans. L'ANSM souhaitait également une restriction de la concentration de 0,4 % dans tous les types de produits (au lieu de 1 % actuellement). Le rapport a été transmis aux instances européennes, mais des produits sur le marché subsistent.

→ Certains contiennent des ingrédients supposés être des perturbateurs endocriniens dans les cosmétiques adultes : méthylparabène, éthylparabène, PEG, Tetrasodium EDTA... et phénoxyéthanol !

→ Les mentions « hypoallergéniques », « testées sous contrôle dermatologique », inscrites sur les emballages pour rassurer les consommateurs ne sont pas significatives. C'est ce que l'UFC-Que Choisir dénonçait déjà en 2013 avec son étude sur les lingettes pour bébé dont la majorité contenait des allergènes.

Une trousse de toilette adaptée

Au niveau des produits, il faut prioritairement privilégier les formules les plus courtes, et surtout chercher celles sans parabène, sans EDTA, sans -thiazolinone, sans phénoxyéthanol, sans phtalates et sans alcool.
Les produits qui portent un label bio reconnu ou une mention « Slow Cosmétique » en sont dépourvus.

La trousse « naturelle » peut se limiter à :

1. Un savon saponifié à froid surgras sans parfum et sans huiles essentielles. Il convient pour le bain mais aussi pour le change lorsqu'on mouille une lingette lavable avec un peu d'eau minérale. Il est également adapté aux cheveux de bébé (on fait mousser dans la main et on shampouine).

2. Des lingettes lavables en fibres de bambou ou eucalyptus écologique pour la toilette et le change, et une petite éponge naturelle pour le bain.

3. Plus pratique que l'eau et le savon, car liquide et en flacon, vous pouvez aussi fabriquer votre propre liniment (voir p. 179).

4 Après le change, **une huile de calendula ou un beurre de karité pur et bio** est l'idéal : massez les fesses de bébé après avoir chauffé le corps gras dans les paumes. Très efficace en cas d'érythème fessier, le beurre de karité offre une protection pour le siège en l'isolant des souillures et des frottements.

N'utilisez pas de produits détergents ou de toilette sur un bébé prématuré.

INUTILE DE COUVRIR VOTRE BÉBÉ DE COSMÉTIQUES !

À cet âge, c'est surtout la protection du soleil et du froid qui importent. Des vêtements en coton et un équipement adapté anti-UV sont encore ce qu'il y a de mieux !

Idéal : le liniment maman-bébé

Le liniment est un produit traditionnel de la toilette de bébé. Émulsion laiteuse et relativement épaisse, c'est un produit très doux que vous pouvez utiliser pour nettoyer les fesses après le change, pour débarbouiller bébé de temps à autre. L'avantage par rapport aux laits de toilette classiques ? Il est 100 % naturel et ne contient pas d'huiles pétrochimiques, ni d'ingrédients polémiques pour la santé comme le méthylisothiazolinone qui a remplacé les parabènes mais est irritant. Pas de phénoxyéthanol non plus, déconseillé pour le siège des bébés et pourtant présent dans de nombreuses lingettes.

→ **Très doux, ce liniment convient aussi pour les peaux atopiques ou sensibles.** Beaucoup de mamans l'utilisent donc pour se démaquiller au naturel ! De l'huile végétale (d'olive, d'abricot ou d'amande douce), de la cire d'abeille et de l'eau de chaux (elle se présente comme de l'eau calcaire ou de la craie solubilisée) vendue en pharmacie... il est tout simple à réaliser. Alors, lancez-vous !

RECETTE

Liniment maman-bébé

POUR 200 ML DE LINIMENT OLÉOCALCAIRE

4 g de cire d'abeille (magasin bio ou sur Internet)
100 ml d'huile d'olive, de noyaux d'abricot ou un mélange des 2 à parts égales
100 ml d'eau de chaux (pharmacies)

- Réunissez la cire et l'huile végétale dans un bol et faites fondre le tout au bain-marie.
- Dès que la cire est fondue, retirez du bain-marie et ajoutez 100 ml d'eau de chaux, en fouettant à l'aide d'une fourchette bien propre : vous devez obtenir un lait crémeux de couleur jaune.
- En vous aidant d'une spatule et d'un entonnoir, versez le liniment dans un flacon bien désinfecté au préalable avec un peu d'alcool, et que vous aurez récupéré (par exemple, un flacon pompe qui contenait un savon liquide).
- Placez le liniment au réfrigérateur et laissez-le épaissir 24 heures.
- Vous pouvez ensuite l'utiliser comme lait de toilette pour bébé... ou comme lait démaquillant pour vous si cela vous chante !

→ *Tel quel, le liniment se conserve 2 semaines, n'en fabriquez donc pas trop à la fois. Si vous comptez l'utiliser au-delà de 15 jours, ajoutez-lui avant de le mettre en flacon 5 gouttes de conservateur Cosgard (Internet).*

BOBOS QUOTIDIENS

Les bons gestes

→

LE BOBO	QUE FAIRE POUR UN ADULTE	QUE FAIRE POUR UN ENFANT DE 3 À 13 ANS
COUPS, BLEUS OU BOSSES	Appliquer sans trop appuyer 2 gouttes d'HE d'immortelle (*Helichrysum italicum*) pure sur la zone touchée. Répéter 6 fois dans la journée.	Appliquer sans trop appuyer 1 goutte d'HE d'immortelle (*Helichrysum italicum*) mélangée à 3 gouttes d'huile végétale d'arnica pure sur la zone touchée. Répéter 6 fois dans la journée. REMARQUE : en homéopathie, l'arnica est conseillé par voir orale. Demander au pharmacien.
MAL AU VENTRE	Masser dans le sens des aiguilles d'une montre avec un mélange composé de 1 cuillerée à café d'huile de calendula et 3 gouttes d'HE de basilic (*Ocimum basilicum linaloliferum*), jusqu'à pénétration complète.	Masser dans le sens des aiguilles d'une montre avec 1 cuillerée à café d'huile de calendula, jusqu'à pénétration complète.
HOQUET	Placer sous la langue à l'aide du doigt 1 goutte d'HE d'estragon (*Artemisia dracunculus*) et sucer. Répéter jusqu'à 3 fois pour stopper le hoquet.	Boire d'une traite un petit verre d'eau dans lequel on aura placé un couteau, en focalisant son attention sur lui car il « coupe » le hoquet (et doit rester dans le verre tant que l'on boit). REMARQUE : très surprenant mais très efficace !

Enceinte ? Hypertendu ? Épileptique ? Demandez conseil à votre médecin avant d'utiliser un des remèdes proposés.

LE BOBO	QUE FAIRE POUR UN ADULTE	QUE FAIRE POUR UN ENFANT DE 3 À 13 ANS
CHEVILLE TORDUE	Frotter doucement 3 gouttes d'HE de gaulthérie (*Gaultheria procumbens*) dès que possible, jusqu'à pénétration complète. À répéter jusqu'à ce que la douleur s'estompe. Si la douleur est plus intense après 24 heures, consulter très vite.	Placer un sachet de petits pois congelés sur la cheville posée sur un coussin, en position de repos. Le froid fait du bien, et vite. REMARQUE : pour les adultes, l'astuce du froid complète bien celle de l'huile essentielle à masser.
PIQÛRE D'INSECTE (MOUSTIQUE, TAON, GUÊPE...)	Appliquer 2 gouttes d'HE de lavande aspic (*Lavandula spica*) pure sur la zone touchée. À répéter toutes les heures pendant 6 heures.	Appliquer 1 goutte d'HE de lavande aspic (*Lavandula spica*) mélangée à 1 goutte d'huile de calendula sur la zone touchée. À répéter toutes les heures pendant 6 heures.
SAIGNEMENT DE NEZ	Imbiber une mèche de coton de quelques gouttes d'HE de ciste ladanifère (*Cistus ladaniferus*). L'introduire dans la narine et se tenir bien droit, le visage légèrement tourné vers le haut.	*Idem* que pour les adultes
COUPURES (SUPERFICIELLES)	Verser 2 gouttes d'HE de ciste ladanifère (*Cistus ladaniferus*) sur la plaie. Comprimer avec un pansement adéquat. Les jours suivants, appliquer 1 goutte d'huile de millepertuis pour aider à cicatriser.	*Idem* que pour les adultes

BOOSTER SES DÉFENSES *naturelles*

Avec l'hiver viennent le froid, le vent... et les refroidissements ! Mais que veulent dire au juste les slogans des produits qui proposent de « booster l'immunité » ou de « renforcer nos défenses » ? Faisons le point... histoire de ne pas tomber malade.

La saison des refroidissements

L'hiver est propice aux « refroidissements », des maladies bénignes. Car ce n'est pas tant le froid qui rend malade que la conjonction de plusieurs facteurs typiques de la saison froide. Pour résumer : on vit dans une atmosphère plus confinée (à l'intérieur), l'air y est plus pollué, la promiscuité est accentuée, on fait moins de sport et le manque de lumière nous affaiblit un peu. Résultat ? Les microbes se propagent, et nos organismes sont moins aptes à les combattre.

Stimuler ses défenses naturelles, est-ce possible ?

Oui... et non. Plutôt non, en réalité, mais vous pouvez faciliter le travail du système immunitaire en limitant ce qui l'agresse.

→ **Beaucoup de produits et compléments alimentaires proposent de « booster notre immunité ».** En réalité ce sont plutôt de bons anti-infectieux : ils ne stimulent pas nos défenses immunitaires, mais limitent la prolifération des microbes. Les extraits d'échinacée et l'origan, par exemple, entrent dans cette catégorie. Ce type d'allégation santé n'étant pas permis, puisque ces produits ne sont pas des médicaments, l'interdiction est contournée avec des mentions autorisées ou légèrement dérivées telles que « stimule les défenses naturelles de l'individu ».

→ **D'autres produits sont, eux, axés sur l'amélioration de la santé intestinale.** Ce sont les probiotiques, qui améliorent la flore intestinale (un peu comme les ferments du yaourt), ou encore le curcuma. On pense aujourd'hui qu'un intestin en bonne santé est un facteur de protection contre les refroidissements.

→ **D'autres, enfin, sont des compléments alimentaires qui allient vitamines, antioxydants, oligoéléments, etc.** Bref, des nutriments qui viennent compléter l'arsenal de notre métabolisme. Bien que beaucoup d'études attestent les effets de ces nutriments sur l'immunité, elles restent contestées par le corps médical. Excepté pour la vitamine D dont nous manquons presque tous, et dans une moindre mesure pour le magnésium, peu de choses sont prescrites, en la matière, par les médecins.

POUR VOUS PRÉMUNIR DES MICROBES

Avant de vous jeter sur un quelconque produit, adoptez quelques règles de base :

- *lavez-vous les mains soigneusement plusieurs fois par jour ;*
- *aérez les pièces de votre logement au moins 15 minutes par jour, même s'il fait froid ;*
- *poursuivez, dans la mesure du possible, une activité physique.*

Résister aux maux de l'hiver

L'alimentation est essentielle : beaucoup d'oméga 3 (poissons gras, colza, cameline, chanvre), des légumes verts (crus et cuits), peu de sucres raffinés et peu de graisses transformées. **Des compléments alimentaires et des soins** aident également à se prémunir des agressions de l'hiver. En voici une petite sélection.

★ Pas sans conseil !

Ne prenez aucun complément alimentaire sans les conseils d'un thérapeute et/ou d'un pharmacien ! En cas de maladie, consultez immédiatement un médecin, seul apte à soigner.

Les produits de la ruche

La propolis Réputée anti-infectieuse et utilisée d'ailleurs comme mortier antimicrobien par les abeilles dans la ruche, cette résine végétale se trouve en magasins bio et parapharmacies sous forme de teinture mère ou d'extrait alcoolisé.

→ Prene 4 à 6 gouttes de teinture mère par jour dans du miel ou pure.
Elle existe aussi en spray pour la gorge ou la peau.

La gelée royale Nourriture exclusive de la reine de la ruche, elle a toujours attisé la curiosité puisque la reine peut vivre 40 fois plus longtemps que ses ouvrières (et pourtant c'est la même abeille à la base). Rare et chère car difficile à récolter, la gelée royale se présente comme une crème blanchâtre et nacrée, au goût acidulé. Fraîche, elle se vend en petit pot à conserver à 5 °C environ (au réfrigérateur). Elle est réputée active sur les bactéries du genre Proteus et sur les colibacilles (*Escherichia coli* B), sans doute en raison de nombreux acides aminés et d'acétylcholine présents dans sa composition. On y trouve, en réalité, beaucoup d'eau, des traces de pollen, un peu de lipides, pas mal de glucides, des acides aminés, des vitamines dont la B5, des oligoéléments.

→ Consommez-la en cure, à raison de 500 à 1 000 mg de gelée royale fraîche par jour, à jeun, pendant 3 semaines minimum (pas avant 6 ans).

★ Une gelée vraiment royale !

Pour une cure, choisissez bien votre gelée royale. Évitez celle qui a été congelée ou importée. Renseignez-vous auprès de la marque qui vous vend le produit.

L'échinacée

Cela a été prouvé, un extrait d'échinacée (*Echinacea purpurea*) peut présenter une activité phagocytaire élevée au niveau des macrophages : la plante absorbe et détruit les microbes en les digérant. Certains avancent même un effet antiviral à large spectre et antibactérien.
Le plus souvent, l'échinacée se trouve sous forme d'extraits hydroalcooliques.

→ Il s'agit alors d'en prendre un certain nombre de gouttes, 3 fois par jour, dans un petit verre d'eau. Renseignez-vous sur les posologies à chaque achat, car les concentrations varient, et du coup les prises aussi.

Des huiles essentielles

Les huiles essentielles sont des composés complexes et très concentrés de molécules aromatiques. Celles qui contiennent des phénols aromatiques, des oxydes terpéniques et des alcools terpéniques apparaissent comme des agents antibactériens à large spectre.
C'est ainsi le cas de l'huile essentielle d'origan compact, de ravintsara, ou encore d'eucalyptus radié.

→ Des mélanges d'huiles essentielles réputées anti-infectieuses existent **sous forme de capsules,** à prendre par voie orale (adultes seulement, à éviter pour les femmes enceintes), à raison de 1 à 3 capsules par jour en prévention selon les marques. Demandez conseil à votre pharmacien.

→ **En diffusion, pour assainir l'air** Diffusez de l'huile essentielle de ravintsara, d'eucalyptus radié, de pin sylvestre ou de l'essence de citron dans la maison. Cela aide à lutter contre la prolifération des germes dans les espaces de vie et au bureau. Veillez à avoir un bon appareil de diffusion (diffuseur électrique à froid) afin que les molécules restent suffisamment longtemps en suspension dans l'air.

→ **En friction, dès 6 ans** Frictionnez chaque matin en période d'épidémie 3 à 5 gouttes d'huile essentielle de ravintsara (*Cinnamomum camphora cineoliferum*) sur les pieds (plante du pied et cou-de-pied). Lavez-vous bien les mains ensuite pour éviter le moindre contact avec les yeux. C'est un sacré coup de boost pour la journée.

→ **Pour les petits de moins de 6 ans,** utilisez l'huile essentielle de ravintsara diluée à parts égales avec de l'huile végétale, et n'appliquez que 3 gouttes du mélange pour masser les pieds. Les femmes enceintes peuvent pratiquer ce dernier geste également dès le 4e mois de grossesse.

CHUTE DE CHEVEUX STOP !

→

Prévenir la chute des cheveux, c'est possible. Les faire repousser par magie, non ! Voyons ce qui marche le mieux au rayon naturel pour limiter la perte des cheveux, caractéristique chez certaines femmes en automne ou en période de stress, ou chez certains hommes dès 30 ans...

Tout le monde est concerné

Tout le monde perd 60 à 100 cheveux par jour. Donc, pas de panique ! Mais, parfois, la chute de cheveux devient plus importante et gênante d'un point de vue esthétique.
Plusieurs facteurs peuvent être en cause :

Médicaments : dans ce cas, consultez votre médecin et/ou votre pharmacien.
Maladie dermatologique, pelade ou séborrhée : seul un dermatologue peut diagnostiquer le problème et vous proposer un traitement adapté.
Alopécie androgénique : il s'agit de la fameuse calvitie dont souffrent tant d'hommes... C'est l'action des hormones mâles qui est ici en jeu et agit, notamment, sur la production de sébum.

SI LA CHUTE DE CHEVEUX EST IMPORTANTE, *consultez impérativement. Il est important de connaître et d'analyser la cause avec un médecin afin de trouver le traitement approprié.*

Stimuler sans irriter

Pour ces messieurs qui deviennent chauves, les conseils qui suivent peuvent ralentir le processus, mais pas l'arrêter complètement.

Le massage du cuir chevelu

→ Pendant le shampooing, bien masser son cuir chevelu pour l'assouplir au maximum stimule la microcirculation au niveau du bulbe et favorise l'accroche, la vitalité et la pousse du cheveu.
→ Il est également possible, 1 à 2 fois par semaine au maximum, d'utiliser une huile à masser avant le shampooing combinant les vertus des huiles essentielles et des huiles végétales. Cette huile, souveraine en cas de chute de cheveux saisonnière, consiste en un mélange d'huile de nigelle, de ricin et d'huiles essentielles (voir p. 188).
Facile à réaliser, elle s'applique sur le cuir chevelu au niveau des racines.
Massez vos cheveux en douceur mais en profondeur, laissez poser 30 minutes, puis faites un shampooing pour rincer.

MASSEZ DOUCEMENT

MAIS LONGUEMENT

avec la pulpe des doigts, en gestes circulaires, comme des caresses en tous sens. Le but est d'assouplir le cuir chevelu, pas de frotter.

Un shampooing doux sans sulfates ni silicone

La plupart des shampooings du commerce sont en réalité bien moins doux qu'ils ne l'annoncent. Formulés pour « mousser » agréablement, ils contiennent **des sulfates,** qui à la longue peuvent irriter le cuir chevelu, surtout en cas de problème lié à la sécrétion sébacée. Aussi, évitez les produits qui affichent dans leur composition « sodium laureth sulfate » ou « sodium lauryl sulfate ».

Les silicones sont aussi très présentes dans les shampooings. Ces matières plastiques peuvent à la longue étouffer le cheveu et le dévitaliser : le cuir chevelu respire moins bien et est perturbé dans ses sécrétions naturelles (sébum).

→ **Évitez les shampooings comprenant des ingrédients qui finissent par -one ou -oxane.**

L'idéal ? Un shampoing bio sans parfum, sans silicone et sans sulfates, tel que le proposent les marques rassemblées sur le site slow-cosmetique.com.

Des huiles essentielles dans le shampooing

Un shampooing devient un soin si vous y ajoutez quelques huiles essentielles qui stimulent la microcirculation sanguine et tonifient la fibre capillaire.

→ 2 à 3 fois par semaine, ajoutez à votre dose de shampooing neutre 2 à 3 gouttes d'huiles essentielles à choisir parmi la lavande vraie, documentée pour son effet stimulant en cas de pelade, le romarin officinal très tonique et appréciée des cheveux gras ou des hommes, l'ylang-ylang qui renforce le cheveu et sent délicieusement bon. Il existe également des synergies d'huiles essentielles prêtes à l'emploi. Là aussi, versez 2 à 3 gouttes par shampooing.

Et sans huiles essentielles ?

Vous pouvez vaporiser de l'hydrolat d'ortie ou de romarin officinal sur la tête avant chaque shampooing pour bien la mouiller. Massez un peu le cuir chevelu mouillé et laissez poser 30 minutes avant de pratiquer votre shampooing normal.

Les compléments alimentaires

La santé du cheveu passe aussi par l'assiette. Les compléments alimentaires à base de zinc, de fer, de manganèse, d'acides aminés essentiels et de vitamines A, E et B sont les plus efficaces. N'oubliez donc pas de rajouter au menu des épinards frais, et de la levure de bière pour assaisonner les salades !

RECETTES

Shampooing tonifiant

POUR 1 APPLICATION

1 dose de shampooing doux

2-3 gouttes d'HE de lavande vraie (*Lavandula angustifolia Miller*) pour son effet stimulant en cas de chute de cheveux,

ou de romarin officinal (*Rosmarinus officinalis cineoliferum*) très tonique et appréciée des cheveux gras ou des hommes,

ou d'ylang-ylang (*Cananga odorata*) qui renforce le cheveu

- Ajoutez l'huile essentielle choisie à votre dose de shampooing.
- Mélangez bien. Lavez-vous les cheveux comme à l'ordinaire.

× Vous pouvez aussi utiliser des **synergies d'huiles essentielles prêtes à l'emploi,** à raison de 2 à 3 gouttes par shampooing.

Huile de soin antichute

POUR 50 ML ENVIRON

4 cuillerées à soupe (10 ml) d'huile de nigelle

1 cuillerée à soupe d'huile de ricin

20 gouttes d'HE de lavande vraie (*Lavandula angustifolia Miller*)

6 gouttes d'HE de romarin officinal (*Rosmarinus officinalis cineoliferum*) ou d'ylang-ylang (*Cananga odorata*)

- Versez dans un flacon récupéré et préalablement bien nettoyé l'ensemble des ingrédients.
- Mettez 1 à 2 cuillerées à soupe de cette huile dans le creux de la main pour la chauffer, puis appliquez-la sur le cuir chevelu au niveau des racines.
- Massez vos cheveux en douceur mais profondeur avec la pulpe des doigts, comme des caresses en tous sens.
- Laissez poser 30 minutes au moins sous une serviette sèche et tiède avant de pratiquer votre shampooing pour rincer.

→ *Cette huile ne convient pas aux femmes enceintes ou allaitantes. Mais il est possible d'utiliser l'huile de nigelle seule, c'est déjà bien !*

CUISINER AVEC LES HUILES *essentielles*

La cuisine aux huiles essentielles est à la mode, et c'est un plaisir ! Vous découvrez des saveurs inconnues, plus subtiles… Vous pouvez même tenter quelques recettes bien-être pour la digestion. Mais avant de commencer, quelques règles « essentielles » sont à respecter.

Choisir les bonnes huiles essentielles

La cuisine aux huiles essentielles ne peut se pratiquer qu'avec des huiles essentielles **100 % pures et naturelles.** Il serait dommage, en effet, de cuisiner avec des produits contenant des substances synthétiques ou pétrochimiques issues des cosmétiques !

→ Prenez une marque qui mentionne **le nom latin de la plante** et ses composés aromatiques principaux (linalol, phénol, etc.). Veillez aussi à ce qu'elle ne contienne pas d'ajouts comme de l'huile minérale, de l'alcool ou de l'éthanol. Dans le commerce, des huiles essentielles « cosmétiques » sont souvent diluées !

→ **Vérifiez la liste des ingrédients :** un seul doit être mentionné, en latin le plus souvent.

→ **Un label bio** n'est pas obligatoire mais garantit une qualité optimale.

★ Cristaux d'huiles essentielles

En magasin bio, on trouve aussi des huiles essentielles sous forme de cristaux (l'huile essentielle est ajoutée à de la pulpe d'agave bleue cristallisée) : elles sont spécifiquement adaptées à la cuisine, tout comme les sels de table aromatisés.

Doser correctement

Une huile essentielle est un produit très concentré. Une goutte de trop peut ruiner tout un plat ! D'ailleurs, il vaut mieux en mettre toujours moins que plus.

→ Généralement, on compte un maximum de 2 gouttes d'huile essentielle pour aromatiser une préparation prévue pour 4 portions. Ce n'est cependant qu'un repère théorique, car tout dépend de la préparation.

→ Ce qui est sûr, c'est qu'on se limite à 1 goutte maximum par personne, sauf pour les desserts aromatisés avec des essences d'agrumes (vous pouvez alors aller jusqu'à 2 gouttes par personne).

Dans la plupart des recettes, on ajoute d'abord les huiles essentielles à un corps gras, un œuf ou un peu de miel ou de sucre, pour qu'elles soient bien incorporées à la préparation.

Ne pas cuire les huiles essentielles

Les huiles essentielles sont, dans la plupart des cas, ajoutées en fin de cuisson pour aromatiser un plat. Elles ne supportent pas, en effet, des températures supérieures à 65 °C, au risque de se dénaturer. Vous pouvez donc aromatiser une marinade, une vinaigrette, une mayonnaise, un dessert ou même une sauce chaude, mais pas vraiment un poisson nécessitant une cuisson au four à 190 °C, ni un rôti en cocotte.

★ Ajoutez des essences d'agrumes !

À des pâtes à gâteaux, vous pouvez ajouter des essences d'agrumes qui supportent mieux la cuisson. Parfait pour réaliser vite fait, bien fait, des cakes et madeleines à la bergamote, au citron, à l'orange...

Éviter certaines huiles essentielles

Les huiles essentielles cétonées doivent être évitées par les femmes enceintes et allaitantes et par les enfants. Il s'agit surtout de la menthe poivrée, de la sauge officinale, du romarin à verbénone et de quelques autres huiles camphrées. Pas de panique, cependant ! Les doses en cuisine sont tellement faibles que vous ne risquez pas grand-chose si ce n'est un petit malaise nauséeux. De façon générale, n'utilisez les huiles essentielles en cuisine que de temps en temps, et seulement si vous les connaissez bien : pas d'essai, donc, avec celles dont vous ignorez tout ou à propos desquelles vous ne trouvez aucune info (le sassafras, par exemple, est toxique).

Les premiers bons gestes

Pour débuter en cuisine aroma, le plus facile consiste à aromatiser de l'huile ou une sauce grasse avec une petite quantité d'huile essentielle extraite d'une plante alimentaire.

Béarnaise

Relevez une sauce béarnaise pour 4 personnes avec 1 à 2 gouttes d'HE d'estragon (*Artemisia dracunculus*). Elle sera plus forte en goût mais plus digeste car l'estragon prévient les spasmes digestifs.

Huile relevée

Pour une huile d'assaisonnement « piquante » mais stimulant l'immunité, ajoutez à 10 cl d'huile d'olive 4 gouttes d'HE d'origan (*Origanum compactum*), 2 gouttes d'HE de poivre noir (*Piper nigrum*) et 1 goutte d'HE de genévrier (*Juniperus communis ssp. communis*). Quelques gouttes suffisent à rehausser le goût d'une pizza ou d'un plat de pâtes.

Desserts

Le plus facile consiste à aromatiser une glace ou un yaourt neutre avec 1 goutte (par personne) d'HE de lavande (*Lavandula angustifolia Miller*), d'HE d'orange douce (*Citrus sinensis*) ou de pamplemousse (*Citrus x paradisii*).

★ Des huiles en capsules

Si vous souhaitez prendre des huiles essentielles par voie orale pour vous soigner, privilégiez le conditionnement en capsules et prenez toujours l'avis de votre herboriste ou d'un pharmacien formé en aromathérapie.

RECETTES

Huile digestive

POUR 50 CL

50 cl d'huile d'olive
4 gouttes d'HE de basilic (*Ocimum basilicum linaloliferum*)
2 gouttes d'HE de citron (*Citrus limonum*)

- Versez l'huile d'olive dans un bol.
- Ajoutez les huiles essentielles et remuez. Vous obtenez une huile idéale pour soulager ballonnements ou crampes après les repas.

→ *Vous pouvez réaliser avec cette huile une vinaigrette délicatement aromatisée et tout aussi digestive.*

→ *Vous pouvez aussi l'utiliser comme base pour vos marinades de viande blanche ou de poisson.*

Yaourt aromatisé

POUR 1 PERSONNE

1 yaourt nature
1 goutte d'HE de lavande (*Lavandula angustifolia Miller*) ou d'orange douce (*Citrus sinensis*) ou de pamplemousse (*Citrus x paradisii*)

- *Déposez la goutte de l'huile essentielle que vous avez choisie dans votre yaourt. Mélangez. Vous obtenez en un clin d'œil un dessert aromatisé.*

→ *Vous pouvez selon le même principe parfumer une glace.*

DENTS ET GENCIVES SAINES

Un sourire éclatant, avec de belles dents ? Quelques gestes simples, connus de longue date, sont efficaces. Ici, pas besoin de produits chimiques ou de techniques complexes, seul le bon sens s'impose : ne pas tout combiner dans la même semaine, car les effets n'en seraient pas plus rapides et vous risqueriez d'en faire trop.

À bas les caries !

Les caries dentaires résultent de l'action de l'acidité sur les dents, laquelle augmente lorsque les bactéries dans la bouche sont en contact répété avec des sucres. Le sucre est donc l'ennemi numéro un des dents ! Sur les vingt dernières années, il est apparu que la santé des dents chez les jeunes était principalement mise à mal par le grignotage sucré. Les bonbons, les snacks sucrés, les sodas sucrés, et tout ce qui participe au grignotage tout au long de la journée, maintiennent anormalement des pics d'acidité dans la bouche, augmentant le risque de carie.

★ Quelques règles anti-caries

- Avant tout, **évitez au maximum** les snacks sucrés et les bonbons entre les repas.
- Si vous craquez, **évitez de garder longtemps des sucres en bouche.** Donc, ne sirotez pas un soda sucré mais buvez-le relativement vite. Et ne sucez pas des sucettes ou du nougat, plus lent à mâcher, ni les caramels qui collent !
- **Un fruit est bien meilleur** au niveau nutritif et sanitaire qu'un bonbon ou une barre chocolatée. Mais les jus de fruits sont également sucrés et favorisent l'acidité dans la bouche.
- **Le petit déjeuner très (trop) sucré est à proscrire.** Pour une stratégie anticaries, rejetez vraiment les céréales glacées au sucre, au chocolat ou au miel...
- **Brossez-vous les dents si possible après le repas,** surtout s'il a comporté des aliments sucrés. À défaut, mâchez un chewing-gum sans sucre pour saliver plus et diminuer l'acidité dans la bouche, en sachant cependant qu'un chewing-gum ne remplace pas un brossage !

Une bonne hygiène des dents

Elle passe également par l'adoption de quelques « réflexes » naturels, dont l'efficacité sur le long terme n'est plus à démontrer.

Les huiles essentielles

→ Ajoutez à votre dose de dentifrice, 4 à 5 fois par semaine (c'est un maximum), 1 goutte d'huile essentielle de tea tree ou de citron, au choix. L'essence de citron est réputée assainissante pour la sphère buccale et blanchit les dents en quelques semaines. Cette simple goutte de zeste d'écorce de citron, mêlée à une dose de dentifrice, s'avère plus efficace que l'astuce qui consiste à frotter sur les dents l'intérieur de la peau d'un citron.
L'huile essentielle de tea tree, quant à elle, préserve efficacement la blancheur des dents mais aussi l'hygiène de la bouche. Elle assainit rapidement et durablement.

Le bicarbonate de soude

→ Ajoutez 1 à 2 fois par semaine une toute petite pincée de bicarbonate de soude à votre dose de dentifrice.
Cette poudre alimentaire légèrement abrasive révèle la blancheur des dents. Au contact de l'eau, de la salive et du dentifrice, le bicarbonate « polit » l'émail, mais fond rapidement et ne peut pas sérieusement abîmer les dents, contrairement à ce qui est dit parfois. Procédez, cependant, à un brossage très doux et n'utilisez pas le bicarbonate plus de 2 fois par semaine.
Le bicarbonate assainit aussi la bouche et prévient la mauvaise haleine !

L'argile blanche

La poudre d'argile blanche (kaolin) peut s'utiliser comme le bicarbonate de soude en saupoudrage sur la dose de dentifrice.

→ Mais le plus souvent elle sert à fabriquer un dentifrice 100 % naturel (voir p. 194).

Ces recettes de grand-mère ne remplacent pas l'avis d'un dentiste, seul apte à vous conseiller pour blanchir efficacement vos dents. En cas de problème dentaire, consultez impérativement sans tenir compte des conseils donnés ici.

RECETTES

Dentifrice assainissant

POUR 1 BROSSAGE

1 dose de dentifrice
1 goutte d'HE de tea tree (*Melaleuca alternifolia*) ou de citron (*Citrus limonum*) au choix

Ajoutez l'huile essentielle à votre dose de dentifrice. Brossez-vous les dents comme d'habitude. Faites ce brossage de 4 à 5 fois par semaine, au maximum.

→ *Vous pouvez aussi ajouter à votre dose de dentifrice nature, 1 à 2 fois par semaine au maximum, une toute petite pincée de bicarbonate de soude.*

Dentifrice maison

POUR 20 BROSSAGES

2 cuillerées à soupe d'argile blanche
½ cuillerée à café de bicarbonate de soude
3 gouttes d'HE de menthe poivrée (*Mentha x piperita*), de tea tree (*Melaleuca alternifolia*), d'orange douce (*Citrus sinensis*) ou de citron (*Citrus limonum*)

Mélangez dans un bocal, avec une spatule, l'argile, le bicarbonate et 2 ou 3 cuillerées à café d'eau de façon à obtenir une pâte pas trop liquide. Ajoutez l'huile essentielle de votre choix. Remuez bien.

→ *Cette « pâte » à dents nettoyante et blanchissante s'utilise en petite quantité sur la brosse à dents, au maximum 2 fois par semaine. Elle se conserve environ 1 mois à l'abri de la lumière et de la chaleur.*

DÉSODORISER LA MAISON

au naturel

On rêve toutes et tous d'une maison qui embaume le frais et le propre. Avec une vigilance particulière accordée à certains endroits : les toilettes, le salon après une fête, ou encore le réfrigérateur, le lave-vaisselle ou la poubelle. Voici un panorama pour chasser toutes les mauvaises odeurs, façon 100 % naturelle…

À la cuisine

Désodoriser le réfrigérateur

Il suffit d'y avoir oublié un aliment très odoriférant ou dont la date de conservation est passée, et c'est la catastrophe !

→ Pour éliminer une odeur très persistante, vous pouvez concocter une « eau désinfectante et désodorisante » maison en mélangeant 50 cl d'eau avec 1 grosse cuillerée à soupe de bicarbonate de soude et 1 cuillerée à soupe de jus de citron. Attention, cela mousse un peu ! À utiliser en vaporisateur pour nettoyer le réfrigérateur avec un chiffon propre. Effet garanti !

→ À la fin du nettoyage, mais aussi en prévention, placez dans le réfrigérateur une soucoupe pleine de bicarbonate de soude, qui neutralise les mauvaises odeurs grâce à son effet tampon sur le pH. De nombreuses odeurs sont, en effet, générées dans des environnements acides. Une réaction chimique se produit entre elles et le bicarbonate : le pH des acides, sources de mauvaises odeurs, s'en trouve modifié. Le bicarbonate ne masque donc pas les odeurs en les dissimulant sous un parfum comme le font de nombreux produits du commerce.

→ L'effet est encore plus fort avec une coupelle de café moulu, antiodeur extraordinaire grâce à l'arôme qu'il dégage.

→ Plus discret mais plus facile, vous pouvez aussi placer préventivement à 3 ou 4 endroits dans le réfrigérateur des moitiés de citron, fruit capable également de neutraliser les odeurs.

→ Toujours à titre préventif, pour tous les aliments odoriférants (sauces curry, viandes et surtout fromages), optez pour les boîtes hermétiques en y déposant si possible un carré de sucre pour réduire l'humidité et 1 ou 2 feuilles de laurier pour neutraliser les odeurs et assainir.

Désodoriser la poubelle

Tout d'abord, il est bon de rappeler, que chaque fois que vous changez de sac-poubelle, il est bon de laver le fond de la poubelle avec un détergent doux ou une préparation au bicarbonate et au citron (voir ci-dessus).

→ Si des aliments ou déchets empestent, saupoudrez du bicarbonate ou du café moulu sur les déchets dans la poubelle, pour réduire l'inconfort.

→ Plus puissant mais un peu plus coûteux, vous pouvez verser 5 gouttes d'huile essentielle de menthe poivrée sur les déchets pour neutraliser les odeurs pendant quelque temps. Radical !

Désodoriser un four traditionnel ou le four à micro-ondes

→ Nettoyez le four avec une solution au bicarbonate et au citron (voir p. 194), puis placez des zestes d'agrumes dans un plat allant au four et faites chauffer jusqu'à ce que la peau des fruits soit desséchée et embaume.

→ Plus simple encore, faites chauffer le jus de 2 citrons jusqu'à quasi-ébullition au micro-ondes (attention, cela va vite !) ou dans le four à 200 °C.

Au salon

La maison empeste le tabac ou la sueur après une fête ? Dans un premier temps, aérez autant que possible et créez un courant d'air pendant au moins 15 minutes. Une fois la pièce bien aérée, plusieurs solutions s'offrent à vous.

→ Diffusez des huiles essentielles grâce à un diffuseur aromatique électrique à froid. Oubliez les bougies parfumées qui, pour la plupart, répandent des composés synthétiques indésirables dans la pièce. Optez plutôt pour un diffuseur d'huiles essentielles qui ne chauffe pas les essences et les répand sous forme de brume aromatique grâce à des ultrasons ou des vibrations. En fonction du modèle, choisissez de 15 à 50 gouttes d'huiles essentielles réputées assainissantes et qui sentent bon : citron ou orange douce, petit-grain bigarade, lavandin, eucalyptus radié, ravintsara ou niaouli.

→ Faites brûler dans une lampe merlin (une coupe surmontée d'un chapeau en céramique) ou dans un cendrier propre de la poudre de cade (cette poudre végétale issue du bois du cadier se trouve sur Internet ou en magasins bio). Elle rappelle les odeurs du Bassin méditerranéen et du Moyen-Orient sans créer une atmosphère lourde pour autant.

→ Vous n'avez pas trouvé de poudre de cade ? Prenez du papier d'Arménie, à faire brûler plié en plusieurs fois sur une assiette placée sur un meuble. Ce papier très aromatisé neutralise les mauvaises odeurs et parfume de façon acceptable.

→ Pas envie d'utiliser un spray désodorisant du commerce qui risque de contenir parfum synthétique, éthanol ou gaz propulseur ? Pensez à l'hydrolat de cannelle ou de menthe poivrée (magasins bio ou sur Internet). Cette eau parfumée peut se vaporiser partout sans risque de tacher, et son parfum discret rafraîchit vite et bien. C'est l'idéal pour les petites pièces ou pour les toilettes.

Un peu partout dans la maison

Désodoriser l'évier ou le lavabo

Les reflux de conduite d'eau peuvent provenir d'un bouchon mais aussi d'un vide d'air.

→ Dans le premier cas, débouchez la conduite d'eau et le siphon, et nettoyez-les soigneusement avec un détergent doux ou un peu de vinaigre blanc.

→ Dans le second cas (par exemple, dans un logement non occupé), versez simplement dans la conduite ½ verre à moutarde d'huile d'olive : elle se déposera au fond du siphon et atténuera les odeurs.

→ Si les odeurs proviennent clairement de ce qui a été cuisiné et versé dans l'évier de la cuisine, versez du marc de café infusé dans le trou d'évacuation et laissez agir quelques minutes avant de faire couler de l'eau chaude. Cela ne bouche pas les canalisations et neutralise les odeurs.

Désodoriser les mains

Attention, en cas de forte odeur sur les mains due à des aliments comme l'ail et l'oignon, ne vous ruez pas trop vite sur l'eau tiède et le savon ! Ils dilatent les pores et permettent aux odeurs de s'incruster et de persister.

→ Adoptez plutôt le geste inverse : passez-vous d'abord les mains longuement sous l'eau très froide sans utiliser de savon ; ensuite, séchez-les, puis lavez-les.

→ Pour l'odeur du poisson, frottez-vous quelques instants les mains avec un filet d'huile d'olive, puis lavez-les au savon. Miracle !

→ Si vos mains sentent le tabac ou la fumée, ajoutez 2 gouttes d'huile essentielle de citron à une dose de savon liquide lors du lavage. C'est radical et sans risque aucun.

RECETTES

Eau désinfectante et désodorisante

POUR 1 APPLICATION

1 grosse cuillerée à soupe de bicarbonate de soude
1 cuillerée à soupe de jus de citron

- Délayez le bicarbonate dans 50 cl d'eau additionnée du jus de citron.
- Patientez un instant pour que la mousse retombe.
- Versez le mélange obtenu dans un spray. Vaporisez sur les parois du réfrigérateur et essuyez avec un chiffon doux. Propreté assurée !

Solution désodorisante express pour le four

POUR 1 UTILISATION

2 citrons

- Pressez 2 citrons.
- Versez le jus dans un bol ou dans un plat et placez-le dans le four à micro-ondes. Portez à peine à ébullition : attention, surveillez, cela va vite !
- Procédez de la même façon si vous souhaitez désodoriser votre four. Faites chauffer le jus de citron à 200 °C (th. 6-7) jusqu'à frémissement.

DIGESTION AU NATUREL

Vos repas sont parfois trop copieux ? Vous gargouillez sans raison ? Voici quelques astuces au naturel à tester pour éviter les ballonnements et les lourdeurs d'estomac.

Des conseils préalables pour mieux digérer

Détendez-vous ! Un repas pris dans un état de stress est catastrophique pour la digestion. Le stress provoque la sécrétion d'acide chlorhydrique dans l'estomac et diminue l'apport d'enzymes digestives. Prenez donc votre repas détendu, dans le calme, en position assise confortable mais le dos droit, et mâchez bien pour réduire le bol alimentaire et bénéficier de l'action prédigestive de la salive.

Évitez les aliments acides ou qui fermentent. Il est plus facile de digérer une tranche de pain blanc qu'une portion de poireaux, des pâtes au fromage plutôt que des pâtes à la sauce tomate acide. Certains aliments, en effet, fermentent et provoquent des ballonnements et des gaz dans l'intestin : artichauts, poireaux, oignons, haricots et fèves, pois et pois chiches, choux et choucroute... D'autres sont acides et irritent l'œsophage ou favorisent le reflux gastrique (aigreurs et brûlures d'estomac) : les épices et les poivrons, les artichauts, l'alcool, le chocolat, les fritures et graisses cuites, l'oignon, toutes les sauces tomate…

Des solutions rapides

Un petit café après le repas pour digérer ? Un pousse-café ? Vous avez tort ! Voici des méthodes simples et plus efficaces.

Le bicarbonate de soude

Dilué dans l'eau, il peut soulager les personnes qui souffrent notamment d'aigreurs d'estomac, car il agit comme une substance tampon grâce à son pouvoir alcalinisant ; il stabilise le pH et évite l'excès d'acidité.

→ Diluez 1 cuillerée à café de bicarbonate alimentaire dans un petit verre d'eau, et buvez lentement mais d'un trait après le repas.

→ Pour les familles sensibles à l'acidité, 1 pincée de bicarbonate ajoutée pendant la cuisson des légumes secs ou des aliments acides (sauce tomate, fruits) aide à mieux digérer.

La menthe poivrée et l'alcool de menthe

Rien que d'y penser, la menthe agit déjà ! Ses molécules aromatiques jouent un rôle de stimulant pour la digestion et apaisent les gaz et les ballonnements. Cependant, elle ne convient pas en cas d'acidité gastrique ou d'aigreurs, car elle détend la sphère gastrique et a tendance à favoriser le passage au reflux. En revanche, dans tous les autres cas (lourdeur, fatigue digestive, ballonnements, gaz…), la menthe est idéale !

→ Pour une tisane de menthe poivrée du jardin (ou de chez l'herboriste), versez de l'eau bouillante dans une théière tapissée de 1 cuillerée à soupe de feuilles. Laissez infuser 5 à 10 minutes. Buvez lentement. Comptez jusqu'à 3 tasses par jour, à prendre entre les repas aussi.

★ Digestion difficile

En pharmacie et dans certains magasins bio, on trouve des capsules à base d'huile essentielle de menthe poivrée (*Mentha x piperita*) pour les digestions très difficiles ou en cas de syndrome du côlon irritable. Parlez-en à votre médecin, ces capsules à enrobage entérosoluble sont tout à fait recommandables.

→ Plus facile et rapide, l'alcool de menthe (Ricqlès® est le plus connu) est fabriqué à base d'huile essentielle de menthe poivrée. Prenez-le à raison de quelques gouttes dans un petit verre d'eau ou sur un sucre de canne ou dans un peu de miel. Il agit bien contre la nausée.

→ L'huile essentielle de menthe poivrée peut, elle aussi, être prise de la même façon, à raison de 1 goutte seulement à chaque fois, sauf par les femmes enceintes, les hypertendus et les enfants.

Le gingembre

Frais et haché avec du citron, infusé en tranches, confit au sucre, le gingembre ne peut pas nous faire de mal à l'heure du repas. C'est un « haut tonique » en médecine chinoise, qui stimule la digestion. Les adeptes de la médecine ayurvédique le conseillent aussi contre les lourdeurs d'estomac ou la diarrhée. Des études sur animaux, à fortes doses, ont démontré, il y a quelques années, qu'il stimulerait la sécrétion de bile et l'activité des enzymes digestives.

→ **Pendant le repas ou 30 minutes avant,** buvez une infusion de tranches de gingembre frais (1 tasse d'eau frémissante sur environ 10 g de gingembre frais émincé).

→ **Vous pouvez aussi manger (modérément !)** du gingembre au cours du repas et en dessert avec un verre d'eau chaude.

→ **Vous pouvez aussi aromatiser** les plats en sauce avec des dés de gingembre ou du gingembre en poudre.

→ **Contre les flatulences,** prenez 1 goutte d'huile essentielle de gingembre dans 1 cuillerée à café de miel après le repas (possible pour l'enfant de plus de 12 ans et 3 fois par jour maximum, pendant 7 jours seulement).

★ Troubles digestifs importants

Ces astuces ne sont que des remèdes ponctuels pour des affections passagères. Elles ne remplacent pas un avis ou une prescription médicale. Si vos troubles digestifs sont importants et durent plus de 2 jours, consultez impérativement !

RECETTES

Tisane antifatigue digestive

POUR 3 TASSES ENVIRON

1 cuillerée à soupe de feuilles de menthe (herboristeries)
environ 1 litre d'eau minérale

- Portez l'eau à frémissements. Ébouillantez très légèrement le fond de la théière et ajoutez les feuilles de menthe.
- Versez l'eau frémissante à hauteur. Laissez infuser 5 à 10 minutes.
- Buvez lentement cette tisane. Comptez jusqu'à 3 tasses par jour entre les repas aussi.

→ *Attention : ne convient pas en cas de reflux d'acidité.*

Tisane stimulante digestive

POUR 1 TASSE

1 morceau de gingembre frais d'environ 10 g
environ 33 cl d'eau minérale

- Portez l'eau à petits frémissements.
- Pelez le morceau de gingembre et coupez-le en tranches fines. Mettez-les dans votre tasse.
- Versez l'eau frémissante sur le gingembre et laissez infuser environ 10 minutes.
- Buvez cette tisane 30 minutes avant le repas ou au cours de celui-ci.

FATIGUE
PLUS D'ÉNERGIE
au naturel

Dans notre monde qui va à cent à l'heure, presque tout le monde se plaint d'être fatigué. Prêt pour retrouver la pêche ?

Un signal d'alerte

Une fatigue récurrente peut être le symptôme d'un problème plus grave (dépression, maladie...). Il vaut mieux consulter si vous constatez les signes suivants :

→ vous dormez bien mais vous vous réveillez fatigué ;

→ vous dormez mal ou vous avez du mal à dormir ;

→ vous avez envie de dormir en pleine journée, vous vous endormez au travail ou au volant ;

→ vous n'avez plus le goût à rien, l'envie et l'énergie vous manquent.

Si plus de deux signes de fatigue chronique vous concernent, consultez votre médecin. Relisez également les conseils au naturel concernant la déprime (voir p. 170), ils peuvent s'avérer utiles.

Retrouver du tonus au quotidien

Si vous manquez d'énergie ou d'entrain, voici quelques indications pour compléter un traitement ou tout simplement vous aider au quotidien.

→ **Faites une microsieste !** Il a été prouvé qu'une petite sieste peut améliorer la

productivité au travail. Certaines entreprises au Japon l'imposent à leurs employés.
La sieste courte facilite aussi la digestion ou la concentration.
Si vous ne pouvez pas vous octroyer un petit somme au travail, allongez-vous au calme, les yeux fermés, 15 minutes en fin d'après-midi ou dès que vous rentrez du boulot ; le moment le plus propice à recharger les batteries serait 4 heures environ après le repas de midi.

→ **Ayez un rythme de vie le plus régulier possible.** Se lever avec les poules et se coucher tôt semble être ennuyeux, mais ce qui compte c'est surtout de respecter le rythme de son corps et de le modifier le moins souvent possible.

→ **Bougez et faites de l'exercice !** Étonnamment, la pratique régulière d'un sport adapté à votre nature ne fatigue pas, elle booste votre énergie ! Si vous détestez le sport, pensez tout simplement à la marche, à la natation, à la respiration consciente…

→ **Massez-vous le dos avec des huiles essentielles.** Pour booster votre corps et stimuler les glandes surrénales, pratiquez chaque matin un massage localisé avec de l'huile essentielle d'épinette noire ou, à défaut, de pin sylvestre. Versez 5 gouttes d'huile essentielle dans quelques gouttes d'huile végétale neutre (olive ou noisette) ou de crème, puis massez vigoureusement le dos au niveau des reins, après la douche. L'épinette noire est une huile essentielle très tonique, qui lutte efficacement contre la fatigue et le blues. Elle sent bon la forêt de pins et nous transporte dans les grands espaces du Canada.

→ Ce massage ne convient pas aux femmes enceintes, ni aux enfants, ni sur une plaie à l'endroit du massage.

→ **Prenez un bain d'algues.** Concoctez-vous une séance de thalasso maison (voir ci-dessous), c'est souverain contre les coups de mou !

Ma thalasso maison antifatigue

Véritable concentré d'eau de mer, l'algue marine est le végétal de la revitalisation. Agissant telle une éponge biologique, elle absorbe le cocktail vital de l'eau de mer à base d'oligoéléments, vitamines et sels minéraux. Vous trouverez plus facilement des algues pour le bain sur Internet qu'en herboristerie ou en pharmacie. Privilégiez, dans la mesure du possible, le fucus plutôt que la laminaire.

★ Fucus plutôt que laminaire

Attention, il y a autant d'iode dans 1 kg d'algues fraîches que 10 000 litres d'eau de mer ! La variété d'algue brune de type *Laminaria digitata*, communément appelée « laminaire », concentre 10 fois plus d'iode que le fucus. **Attention, donc, si vous êtes allergique à l'iode ou si vous souffrez d'hyperthyroïdie ou d'hypertension.** C'est là une contre-indication majeure du bain d'algues !

Se laver avant le bain

Le bain d'algues ne sert pas à nettoyer la peau ! Une friction au gant de crin sec débarrassera l'épiderme des peaux mortes : à défaut, un gant de toilette sec fera très bien l'affaire ! Vous pouvez aussi vous doucher avec un savon sans savon au pH acide pour respecter l'équilibre de la peau. Et n'oubliez pas de bien vous rincer !

Le bain proprement dit

Une fois le bain d'algues prêt (voir p. 204), immergez-vous dans l'eau. Il va alors agir selon trois paliers, variables selon la température de base de chacun.

Une température de 34 à 36 °C permet d'entrer « en douceur » dans le bain. Il a alors un effet tonifiant, idéal pour vous mettre en forme le matin ou le soir si vous devez veiller.

Une fois dans le bain, vous pouvez élever progressivement la température en faisant couler de l'eau chaude. Frictionnez-vous avec l'étamine d'algues. À cette température, c'est un bain de confort et de détente que vous apprécierez après un effort ou une journée bien chargée !

À partir de 38 °C, le bain d'algues a un effet éliminatoire, bénéfique dans le cadre d'un programme amincissement ou détox. Toutefois, il ne doit pas dépasser 40 °C si vous voulez préserver les principes actifs des extraits d'algues (ou de plantes) et éviter les risques encourus lors d'un bain pris à température trop élevée. Respectez une fréquence de 1 à 2 bains par mois au maximum.

Après le bain

Ne vous douchez pas, ne vous frictionnez pas pour vous sécher, mais épongez-vous avec **un fouta marin** : ce linge de toilette doux prolonge la pénétration ionique des particules microscopiques restées au contact de la peau. Enfilez un peignoir bien chaud et observez ensuite un temps de repos au moins égal à celui du bain : cela permet de réguler le processus de sudation déclenché par le bain d'algues et de rétablir le rythme cardiaque à sa fréquence normale.

UNE CURE DE SPIRULINE

La spiruline est une micro-algue cultivée, reconnue pour ses propriétés nutritives et bénéfiques sur le système nerveux. Elle se prend en guise de complément alimentaire sous différentes formes. La poudre prête à l'emploi peut être ajoutée dans un jus de fruits, en différentes quantités selon les marques. Renseignez-vous en magasin bio ou sur Internet. C'est souverain en cas de faiblesse !

RECETTES

Massage boostant

POUR 1 APPLICATION

5 gouttes d'huile d'olive ou de noisette ou de crème pour le corps
5 gouttes d'HE (*Picea mariana*) ou, à défaut, de pin sylvestre (*Pinus sylvestris*)

- Mélangez l'huile végétale et l'huile essentielle.
- Appliquez le mélange au niveau des glandes surrénales, dans le bas du dos, et massez vigoureusement après la douche.
- L'épinette noire est une huile essentielle très tonique qui lutte efficacement contre la fatigue et le blues. Pratiquez chaque matin ce massage, qui vous transporte immédiatement dans les forêts du Grand Nord.

Bain d'algues

POUR 1 BAIN ADULTE

80 g de fucus en paillettes

- Mettez les algues dans une étamine.
- Tirez sur les liens pour nouer et éviter la dispersion des algues dans l'eau, et déposez l'étamine au fond de la baignoire.
- Faites couler l'eau dans la baignoire jusqu'à atteindre environ 30 cm de hauteur.
- Déplacez l'étamine dans l'eau et utilisez-la pour vous asperger.
- Selon la température, et votre propre température corporelle, le bain d'algues va agir différemment : entre 34 à 36 °C, il a un effet tonifiant ; de 36 °C à 38 °C, il relaxe ; à partir de 38 °C, il a un effet éliminatoire, bénéfique dans le cadre d'un programme d'amincissement ou détox, toutefois, il ne doit pas dépasser 40 °C si vous voulez préserver les principes actifs des extraits d'algues (ou de plantes).

→ *Respectez une fréquence de 1 à 2 bains par mois, pas plus.*

→ *Ce bain est fortement déconseillé aux personnes allergiques à l'iode, hypertendues ou souffrant d'hyperthyroïdie.*

GORGE ET VOIX

APAISER *au naturel*

Vous préparez un discours ou une réunion mais la voix vous lâche ? Votre gorge est très inconfortable ? Voici quelques bons conseils pour vous apaiser vite et bien.

L'extinction de voix, qu'est-ce que c'est ?

Les cordes vocales, qui permettent de moduler les vibrations de la voix, sont situées au niveau du larynx. Au nombre de deux, de consistance fibreuse, elles sont recouvertes d'une muqueuse, très sensible au chaud et au froid, à l'humidité, à la fatigue et au stress. Il arrive que survienne une extinction de voix due à une irritation des cordes vocales. Dans ce cas, parlez le moins possible afin de ne pas stimuler l'organe. Portez un foulard doux et chaud : en maintenant une température constante, il participe à une guérison naturelle en 3 ou 4 jours.

→ En cas de mal de gorge non identifié, qui parfois peut provenir de larynx ou du pharynx, il est conseillé de porter un foulard.

Le miel, un allié de la voix

Le miel aseptise en douceur et lubrifie les cordes vocales.

Vous obtiendrez un remède très efficace contre l'extinction de voix et la toux sèche avec 1 cuillerée à café de miel mélangée avec 1 goutte d'huile essentielle de cyprès et 1 goutte d'huile essentielle de litsée citronnée (ou, à défaut, de citron).

→ À prendre 3 fois dans la journée, après le repas, pour soulager rapidement votre voix cassée ou disparue.

Pour une gorge infectée, l'association miel et thym fait des miracles. Ce remède de grand-mère bien connu est, dans sa version aroma, d'une redoutable efficacité : l'huile essentielle de thym **à thujanol** a des vertus anti-infectieuses et n'est pas irritante pour les muqueuses, à l'inverse d'autres.

→ Comptez 2 gouttes d'HE de thym **à thujanol** dans 1 petite cuillerée à café de miel, remuez bien et avalez lentement. À faire 3 fois dans la journée : le soir venu, votre mal de gorge aura disparu.

Les bienfaits de l'herbe aux chantres

L'herbe aux chantres est une grande plante crucifère à fleurs jaunes, appelée le plus souvent « vélar », « sisymbre officinal » ou « érysimum ». Elle est connue pour son action sur les cordes vocales depuis le Moyen Âge. Ses tiges tordues peuvent d'ailleurs faire penser à des cordes vocales « abîmées ». Au XVIIe siècle, Racine lui-même vantait à Boileau les vertus miraculeuses de cette herbe dans un sirop pour guérir la perte de voix d'un jeune chanteur aphone.

S'il est difficile de reproduire la recette du « sirop des chantres » de la Renaissance, à base de réglisse, vous pouvez cependant consommer la plante chez vous, plus simplement, en infusion (voir p. 207).

→ Pour récupérer leur voix, les chanteurs utilisent aussi, depuis la nuit des temps, l'huile de sisymbre (*Sisymbrium irio*) : 2 fois par jour, on ingère lentement ½ cuillerée à café de cette huile avant le repas et on se masse la gorge avec quelques gouttes 2 ou 3 fois par jour. Étonnant contre les extinctions de voix !

RECETTES

Gorge infectée

POUR 1 PRISE

1 petite cuillerée à café de miel
2 gouttes d'HE de thym *à thujanol* (*Thymus vulgaris thujanoliferum*)

Ajoutez les gouttes d'huile essentielle au miel, remuez bien et avalez lentement.

Renouvelez l'opération 3 fois dans la journée : votre mal de gorge aura disparu le soir venu !

→ *Cette astuce convient aussi à partir de 6 ans aux enfants qui supportent le goût du thym.*

→ *N'utilisez que le thym à thujanol !*

Anti-toux sèche

POUR 1 PRISE

1 cuillerée à café de miel
1 goutte d'HE de cyprès (*Cupressus sempervirens*)
1 goutte d'HE de litsée citronnée (*Litsea cubeba*) ou, à défaut, de citron (*Citrus limonum*)

Ajoutez au miel les huiles essentielles, mélangez bien.

Avalez doucement.

Ce remède est parfait pour lutter contre la toux sèche et l'extinction de voix. Prenez-le à raison de 3 fois dans la journée, après le repas. Votre voix cassée sera vite soulagée.

→ *Ces huiles essentielles ne conviennent pas à la femme enceinte, ni à l'enfant en dessous de 12 ans. Limitez-vous alors à du miel au citron.*

→ *Si vous souhaitez éviter le sucre, remplacez le miel par 1 cuillerée à café d'huile d'olive. Mais le résultat sera un tout petit peu moins efficace.*

Infusion des chantres

POUR 1 LITRE D'INFUSION

1 grosse cuillerée à soupe d'érysimum séché (*Erysimum officinale*)
1 bâton de réglisse
1 cuillerée à soupe de miel

Mettez l'érysimum (*Erysimum officinale*) et le bâton de réglisse dans une casserole, versez 1 litre d'eau dessus et portez à ébullition.

Laissez infuser à couvert 15 minutes dans l'eau frémissante.

Filtrez ensuite la préparation et versez-la dans une bouteille Thermos.

Ajoutez un peu de miel pour adoucir le goût. Buvez tout au long de la journée.

→ *L'érysimum séché s'achète en herboristerie.*

GUEULE DE BOIS

NON MERCI !

Avec la fête viennent parfois les excès. Certes, il ne faut pas abuser de l'alcool - et même l'éviter, si vous conduisez -, mais que faire si l'on sait qu'on risque fortement d'avoir la fameuse « gueule de bois » après une fête inévitablement arrosée ?

Une gueule de bois, pourquoi ?

Le fait de boire trop d'alcool déshydrate le corps, car l'alcool sous toutes ses formes est un diurétique. En cas d'abus, les reins ne reçoivent plus le signal habituel du cerveau (vasopressine inhibée), et l'eau va directement dans la vessie.
Les organes du corps déshydratés vont alors aller puiser de l'eau dans les cellules du cerveau, ce qui cause le mal de tête. La grosse fatigue et la nausée, typiques de la gueule de bois, sont dues au fait que les sels minéraux et les sucres sont, en présence d'alcool, moins bien métabolisés. Et l'estomac n'est pas épargné non plus, d'où la nausée, les aigreurs… Le plus simple consiste, bien entendu, à ne pas boire du tout.

Mais si vous ne pouvez pas faire autrement :

→ mangez suffisamment avant la fête, de façon équilibrée, car consommer de l'alcool le ventre vide accélère ses effets, et la survenue de la gueule de bois ;

→ au cours de la fête, buvez peu d'alcool et doucement ; prenez le temps de savourer, en relation si possible avec le repas ;

→ alternez toujours alcool et eau, ou boissons « soft drinks » sans alcool et si possible peu sucrées ;

→ au cours de la même soirée, ne mélangez pas les alcools ;

→ avant d'aller dormir, buvez encore une bonne quantité d'eau.

Apaiser les symptômes de la gueule de bois

Il n'existe aucun remède miracle contre la gueule de bois, mais vous pouvez combiner certains gestes pour rendre la chose plus soutenable et moins longue à endurer.

→ **Réhydratez-vous en buvant de l'eau minérale,** même si vous n'avez pas soif. Les eaux isotoniques sont également indiquées pour se réhydrater plus vite, ainsi que l'eau de coco fraîche (supermarchés). Les boissons « énergétiques » des sportifs, à base de sels minéraux et de maltodextrine, ont en fait la même pression osmotique que le plasma sanguin, et réhydratent efficacement tout en donnant un peu de tonus. Mais vérifiez qu'elles ne soient pas trop sucrées.

→ Si vous tenez vraiment à prendre un médicament pour la douleur, **préférez le paracétamol à l'aspirine** (acide acétylsalicylique) pour ménager l'estomac.

→ **Pensez aussi à l'huile essentielle de menthe poivrée :** vous pouvez la respirer pour un effet rapide sur la nausée, mais aussi vous masser les tempes avec 2 gouttes pures pour alléger votre mal de tête.
Ce remède est déconseillé aux femmes enceintes ou allaitantes, et aux enfants, bien évidemment.

→ **Pour l'estomac ou les lourdeurs au niveau du ventre,** tentez 1 cuillerée à café de bicarbonate de soude dans un verre d'eau avec du jus de citron (attention, cela mousse ; laissez reposer avant de boire).

→ **En cas de vomissements,** sucez des glaçons à l'eau pour faire passer l'envie de vomir.

→ **Mangez !** Prenez un petit déjeuner complet (pain, beurre, jambon) ou carrément une bonne omelette au lard maison.

Les glucides du pain (des sucres complexes de type amidon) peuvent aider à accélérer le métabolisme et la décomposition de l'alcool.
Le lard ou toute viande de porc grasse est un apport en acides aminés et en protéines, qui aident à restaurer les neurotransmissions du cerveau.
L'œuf est un trésor nutritif en cas de gueule de bois, car il contient des protéines, des vitamines et des minéraux, ainsi que la cystéine qui favorise la reprise du métabolisme et est un antioxydant plutôt bienvenu

lorsqu'on sait que les radicaux libres sont plus actifs quand le foie est en berne.

→ **La douche chaude** atténue les tensions dans la nuque. Appliquez 2 gouttes d'huile essentielle de lavandin au niveau de la nuque, et massez-vous sous la douche pour en accélérer les bienfaits.

→ Certains apprécient **une bonne promenade à l'air frais.** Cela augmente l'apport en oxygène et accélère l'élimination des substances toxiques.

→ Pas envie de faire quoi que ce soit ? **Alors dormez si vous le pouvez,** pour mettre votre métabolisme au repos et rendre les symptômes supportables. Ne faites en tout cas pas de gros efforts, et évitez de vous exposer au soleil ou à la chaleur intense.

HALEINE FRAÎCHE

au naturel

La mauvaise haleine peut être passagère selon ce que l'on a mangé auparavant, ou chronique quand elle relève de problèmes bucco-dentaires ou de transit. Si elle persiste, consultez ! En attendant, voici quelques solutions faciles et efficaces.

L'eau

C'est l'évidence même, mais il faut le rappeler : boire beaucoup d'eau évite le dessèchement de la cavité buccale et facilite le transit.
Bien évidemment, l'alcool qui charge le foie ainsi que le café sont déconseillés.

Des huiles essentielles

Adopter un brossage des dents régulier complet est le meilleur moyen de prévenir les problèmes dentaires qui peuvent être à l'origine de la mauvaise haleine. Utilisez une brosse adaptée, avec un dentifrice aux extraits naturels de menthe, de tea tree ou de citron, éventuellement formulé à base d'argile.

→ À chaque brossage, mais 5 jours sur 7 seulement, ajoutez à votre dose de dentifrice 1 goutte d'une huile essentielle assainissante et rafraîchissante à la fois (tea tree ou citron).

Terminez toujours par un soigneux brossage de la langue ; le fil dentaire est également un *must*.

Un râcle-langue

Peu d'entre nous possèdent un râcle-langue, parfois appelé « gratte-langue ». Cet outil en métal souple ou en plastique sert à râcler les dépôts du fond de la langue vers la pointe, un geste traditionnellement pratiqué en Inde et en Asie depuis des centaines d'années.
Le but ? Parfaire le nettoyage de la langue (qu'il convient sinon de brosser), dégager l'haleine, masser la langue et faciliter l'élimination.
→ Vous pouvez pratiquer 2 passages du râcle-langue par jour, d'arrière en avant sans trop appuyer, après le brossage du matin par exemple.

Des épices

→ Tout au long de la journée ou en cas de doute, vous pouvez mâcher quelques clous de girofle, quelques baies de cardamome, des graines de fenouil ou d'aneth ou encore quelques feuilles de persil frais. Ces aromates ont des vertus assainissantes très puissantes pour la sphère gastrique, elles facilitent la digestion et rafraîchissent l'haleine. Le persil capture également les éventuels éléments sulfurés dans la bouche, qui sont source de mauvaise odeur.

Le charbon

Complément alimentaire, le charbon végétal en comprimés à sucer ou à avaler est un détoxifiant. Il est utilisé en cas de ballonnements ou de gaz. En absorbant les toxines et les bactéries, il débarrasse d'une haleine incommodante.

Un bain de bouche

Pratiquer un bain de bouche ou un gargarisme au thym ou à la menthe est une bonne idée.
→ Vous pouvez préparer **une infusion de feuilles de thym et/ou de menthe** (comptez une poignée de plantes pour 1 litre d'eau bouillante à verser sur les plantes et à faire macérer 10 minutes avant de filtrer et de laisser refroidir). Gargarisez-vous avec une bonne gorgée de liquide. Pratiquez cela après chaque brossage. L'infusion se conserve environ 1 semaine au réfrigérateur.
→ Vous pouvez également le faire avec une gorgée d'**hydrolat de thym ou de menthe**, une eau aromatique légèrement chargée en huile essentielle. Cela se conserve plus longtemps et sera plus pratique. Ces hydrolats rafraîchissent l'haleine et assainissent la cavité buccale.

Le bicarbonate

En gargarisme, le bicarbonate de soude aide à éliminer les impuretés entre les dents et combat les acides provoqués par les bactéries, qui causent une mauvaise odeur.
→ Délayez 1 cuillerée à café de bicarbonate dans un verre d'eau, buvez une gorgée sans avaler et faites circuler l'eau bicarbonatée dans la bouche 2 minutes au moins. Gargarisez avant de recracher.

RECETTE

Infusion

pour bain de bouche

POUR 1 LITRE D'INFUSION

1 poignée de feuilles de thym ou de menthe
1 litre d'eau

- Portez l'eau à ébullition.
- Versez-la dans un bol contenant les plantes. Laissez infuser 10 minutes.
- Filtrez le tout et laissez refroidir.
- Après chaque brossage de dents, pratiquez un bain de bouche en vous gargarisant avec 1 gorgée de cette infusion avant de recracher.

→ *Elle se garde 1 semaine environ au réfrigérateur.*

→ *L'hydrolat de menthe ou de thym, plus pratique, se conserve environ 1 mois après ouverture.*

INFUSIONS ET TISANES *bien-être*

Tout le monde apprécie une bonne tisane pour se faire du bien avec des plantes. Mais de quoi s'agit-il exactement ? Zoom sur les infusions, décoctions et autres...

Infusion ou décoction, quèsaco ?

Une tisane peut être soit une infusion, soit une décoction ou une macération... L'idée reste la même : extraire les principes actifs d'une plante grâce à l'eau. Mais la technique varie en fonction de la plante.

L'infusion

Elle consiste à tremper un ou plusieurs végétaux dans une eau bouillante ou frémissante et à les faire infuser quelques minutes.

On la réserve volontiers à des **plantes fraîches et fragiles,** mais aussi séchées ou fermentées comme le thé. Si la plante est très aromatique, mieux vaut couvrir le récipient (théière, tasse ou casserole) pour empêcher les molécules aromatiques les plus volatiles de s'évaporer.

→ On laisse en général infuser 10 à 15 minutes. On ne filtre pas toujours mais souvent. On boit ensuite la boisson chaude.

La décoction

Elle est **recommandée pour les parties ligneuses, fibreuses** ou dures des végétaux (racines, coques, écorces, graines, bois) comme la réglisse ou la cannelle.

→ La technique consiste à tremper un ou plusieurs végétaux dans de l'eau froide puis à faire bouillir jusqu'à 20 minutes parfois selon les plantes.

→ La décoction nécessite le plus souvent une chauffe à couvert (afin d'éviter l'évaporation des principes actifs).

→ Il faut en général laisser tiédir la préparation avant de la filtrer pour la boire ou l'utiliser en compresses. Vous pouvez consommer une décoction chaude ou froide, tout au long de la journée, selon les cas.

La macération

Moins connue, elle se pratique aussi plus rarement, avec des **pétales de rose ou des fleurs de calendula** par exemple.
→ Elle consiste à baigner un végétal dans de l'eau froide pendant plusieurs semaines afin d'aromatiser l'eau.
→ Vous pouvez la réaliser dans un bocal recouvert d'un papier sulfurisé, à température ambiante et à l'abri de la lumière.

Quelles plantes pour mes tisanes ?

De nombreuses plantes médicinales peuvent être utilisées pour faire des tisanes. Mais mieux vaut se faire conseiller par son pharmacien ou son herboriste pour être certain de l'innocuité du remède.

Pour les plantes sauvages ou du jardin, redoublez de prudence :

→ récoltez uniquement les espèces dont vous êtes certain de l'identité ;

→ si possible, récoltez uniquement les parties de la plante dont vous avez besoin (sommités fleuries ou feuilles le plus souvent) afin de laisser vivre la plante ;

→ ne récoltez pas une plante sauvage en bordure de champs pulvérisés chimiquement, ni à hauteur de déjections animales ;

→ rincez les plantes fraîches à l'eau froide avant de préparer la tisane ;

→ vous pouvez laisser sécher des plantes médicinales à l'air libre dans un cellier ou une pièce sombre bien ventilée sur une grille, un séchoir fabriqué maison avec une moustiquaire ou un papier neutre ; au bout de quelques jours, une fois qu'elles ont bien séché, conservez-les dans un récipient qui protège de la lumière, propre et hermétique comme une boîte en bois ou en métal, ou un sac en papier/carton. Gardez-les environ 6 mois dans une pièce aérée à température ambiante.

JAMBES LOURDES C'EST FINI !

Entre boulot, métro, dodo, nos pauvres jambes sont de plus en plus sollicitées. Au bureau, bien sagement pliées, elles n'ont pas vraiment l'occasion de faire de l'exercice. À courir derrière le bus ou en ville, elles doivent tout donner. Un rythme très saccadé pour nos jolies guibolles… Et c'est la circulation veineuse qui en pâtit !

Hommes et femmes : tous concernés

Les symptômes des jambes lourdes sont divers : sensation de poids à l'effort, gonflement des membres inférieurs, rétention d'eau, douleurs, picotements… Beaucoup sont concernés sans s'en rendre compte, alors même que la fatigue persistante qui les fait ralentir est due à des jambes ankylosées et en souffrance.
Les femmes à talons hauts sont les premières victimes. Des facteurs génétiques viennent également compléter le tableau. Mais tous ceux qui sont sédentaires et ne bougent pas suffisamment sont touchés par ce problème.

BOUGER LES GAMBETTES !

Il importe de bouger ses gambettes, et si possible de leur faire faire de l'exercice, même lors de longues périodes en position statique.

- *Au bureau, en position assise, mettez-vous successivement sur la pointe des pieds puis sur la pointe des talons.*
- *Vous pouvez aussi privilégier les escaliers et vous dégourdir les jambes à l'heure de midi.*
- *Si vous souffrez de rétention d'eau ou que l'âge est là, préférez des mouvements plus doux : dormez les pieds rehaussés par un coussin, par exemple, ou faites des douches d'eau froide de bas en haut pour relancer la circulation.*

Des huiles essentielles à la rescousse…

L'aromathérapie propose une panoplie intéressante d'huiles essentielles, très efficaces pour stimuler le retour veineux et « alléger » les jambes, celles le plus souvent citées pour leurs vertus sur la circulation étant le cyprès, le cèdre de l'Atlas, le lentisque pistachier, l'immortelle et le patchouli.

→ **Vous pouvez ainsi vous concocter un gel aromatique** (voir p. 217) et vous masser les jambes de bas en haut, matin et soir. Avec lui, vous vous attaquez aux lourdeurs musculaires et articulaires autant qu'aux faiblesses circulatoires (varices y compris).

Pas envie de « tambouiller » ?

→ Utilisez **l'hydrolat de menthe poivrée,** il apaise vite et bien. Vaporisez de bas en haut sur les jambes lourdes sans masser, et laissez sécher. Il rafraîchit plus qu'il ne stimule la circulation, mais son effet est bienfaisant et sans contre-indication.

→ Procurez-vous dans le commerce ou sur Internet une huile bio aromatisée à **l'huile essentielle d'immortelle.** La marque corse Les Simples et Divines® en propose une très agréable à base d'immortelle et de lentisque pistachier, délicieusement parfumée à l'odeur du maquis. Les jambes s'allègent et la tête part en voyage sur l'île de Beauté.

→ N'hésitez pas à demander conseil à votre herboriste ou votre pharmacien : ils vous parleront sans doute des bienfaits des **feuilles de vigne rouge et du marron d'Inde** à prendre par voie orale sous forme d'extrait ou de tisane.

RECETTE

Gel aromatique

contre les jambes lourdes

POUR 50 ML

40 gouttes d'HE de lentisque pistachier (*Pistacia lentiscus*) (l'odeur est très persistante mais c'est une huile essentielle très efficace)

20 gouttes d'HE de cyprès (*Cupressus sempervirens*)

10 gouttes d'HE de menthe poivrée (*Mentha x piperita*) ou de menthe des champs (*Mentha arvensis*)

1 cuillerée à café d'huile végétale de calophylle (incontournable pour les problèmes de circulation, elle est parfois appelée aussi « tamanu » en magasins ou sur internet)

au moins 45 ml de gel d'aloe vera pur et bio (marque Bioflore®, par exemple)

- Dans un flacon en plastique bien propre de 50 ml, versez successivement les huiles essentielles, puis ajoutez l'huile végétale.
- Complétez avec le gel d'aloe vera.
- Fermez le flacon et agitez fortement.
- Appliquez 1 noix de gel sur chaque membre et massez en partant des chevilles et en remontant vers les cuisses. Procédez ainsi 2 à 3 fois par jour pendant une semaine.

→ *Ce mélange se conserve 3 mois sans souci à l'abri de l'air et de la lumière.*

→ *Cette recette ne convient pas aux femmes enceintes, ni allaitantes. Dans ces cas, limitez-vous à un massage avec de l'huile de calophylle, de bas en haut.*

MAL DE DOS

on fait quoi ?

Le fameux « mal du siècle » semble toujours d'actualité et concerne toujours autant de monde… Pas étonnant lorsqu'on sait que notre position devant les ordinateurs ou les tablettes n'est pas vraiment optimale. Junior ou senior, sédentaire assis toute la journée devant un écran trop bas ou sportif sans cesse en mouvement, chacun est concerné. Car il y a de nombreuses sortes de lombalgies. En bref : le mal de dos pointe le plus souvent le bout de son nez quand on en fait trop ou, au contraire, pas assez… Quelles sont les options au rayon naturel pour se soulager ?

Bien gérer son dos fragile

Un dos qui souffre ou qui a souffert doit se ménager. Au quotidien, veillez à adopter la position optimale.

Debout

→ Vous devez avoir les pieds bien ancrés dans le sol, et le dos droit. Une astuce consiste à imaginer que le sommet du crâne est tiré par une ficelle vers le haut. Cela permet d'aligner correctement la colonne.

Assis

L'idéal est de garder le dos relativement droit aussi.

→ L'écran de l'ordinateur, de la télé ou de n'importe quel support doit, idéalement, se situer à hauteur des yeux, qui, eux, regardent droit devant.

En cas d'effort intense

Toutes les réserves énergétiques étant mobilisées, l'acide lactique peut engorger les muscles et la crampe menacer !

→ Pour parer à tout mal, avant tout effort musculaire ou articulaire, pensez à boire suffisamment d'eau et à pratiquer quelques assouplissements.

→ Vous pouvez accompagner votre préparation physique en utilisant des huiles essentielles réputées échauffantes et dynamisantes avant l'effort : genévrier, laurier noble ou épinette noire.

Sportif ou non, massez-vous avec 4 gouttes diluées dans un peu de crème, là où vous savez que la douleur se manifestera (lombaires, nuque).

Lutter contre l'inflammation

Dans beaucoup de cas, les douleurs dorsales sont liées à une inflammation localisée.

Le froid

L'apaisement vient avant tout par le repos et… le froid.

→ Appliquer une source de froid sur la zone enflammée est presque toujours salutaire. Un sachet de petits pois congelés peut suffire, mais les pharmaciens vendent aussi des compresses en gel à placer au congélateur avant utilisation. Ce n'est pas du luxe !

Des huiles essentielles à la rescousse

Atténuer l'inflammation, c'est ce que font le mieux certaines huiles essentielles, en apportant un apaisement rapide.
Celle de gaulthérie couchée est probablement la plus utilisée pour le mal de dos. Sa réputation en matière de lutte contre la douleur n'est plus à faire, et est liée à sa très haute teneur en salicylate de méthyle, une molécule qu'on apparente volontiers à un précurseur de l'acide acétylsalicylique, c'est-à-dire l'aspirine.

→ Douleurs diffuses, arthrite ou rhumatismes

Vous pouvez appliquer sur les zones douloureuses **une huile végétale dosée à 10 % d'huile essentielle** (soit 8 gouttes de gaulthérie couchée, par exemple, pour 1 cuillerée à café d'huile végétale). Mieux vaut éviter le massage et faire pénétrer par de simples caresses répétées. L'odeur est persistante, mais la chaleur dégagée par la gaulthérie assouplit, relaxe et apaise. La zone concernée bénéficie de l'action rubéfiante de l'essence. Mieux irriguée en sang, elle se « réchauffe » alors que l'inflammation s'atténue.
Ce remède est à manier avec prudence. Les personnes sous traitement anticoagulant, les hypertendus, les femmes enceintes ou allaitantes l'éviteront.

→ Douleurs articulaires ou musculaires

Une autre reine de la lutte contre l'inflammation, en aromathérapie, est **l'huile essentielle d'eucalyptus citronné :** un arôme de citronnelle puissant et parfois mal accepté, mais d'une efficacité hors pair en cas de douleurs articulaires ou musculaires. L'eucalyptus citronné est très apprécié dans le milieu sportif, souvent en synergie avec la gaulthérie, car il apaise efficacement les inconforts douloureux tels que les courbatures, les contractures ou déchirures musculaires, la tendinite, voire les entorses. On l'appelle même parfois « pompier de l'aromathérapie » tant il est efficace. L'huile essentielle « éteint » le feu de l'inflammation grâce à sa composition riche en aldéhydes terpéniques, qui annulent les effets de l'inflammation par un échange cellulaire de type électrique.
La douleur disparaît grâce à un massage doux réalisé avec un sérum antidouleur inflammatoire (voir p. 220), une huile aromatisée à 10 ou 20 % d'huile essentielle selon l'étendue de la zone douloureuse et la force de la douleur articulaire ou rhumastimale.

En cas de douleur non identifiée

Les atouts du camphre

Tout le monde se souvient de son action en cas de douleurs musculaires ou de crampes. Mais qui sait qu'à l'origine il s'agit d'une cétone (de formule $C_{10}H_{16}O$) et que plusieurs huiles essentielles en contiennent ? L'une d'entre elles, particulièrement adaptée à l'apaisement des crampes douloureuses ou des courbatures, est celle de romarin à camphre. Elle est réputée myorelaxante, décontractante et active sur la sphère neuromusculaire. En cas de crampe lors d'un effort physique, mélangez 3 gouttes de cette huile essentielle à un peu d'huile d'olive et appliquez sur la zone douloureuse. Vous en découvrirez les effets !

Le macérat d'arnica

C'est l'huile végétale de choix pour apaiser un dos qui souffre. Obtenue par macération des fleurs d'arnica dans une huile neutre, elle est naturellement riche en lactones sesquiterpéniques telles que l'hélénaline ou l'arnifoline, qui la rendent anti-inflammatoire et analgésique à elle seule. Vous pouvez l'utiliser pour masser un dos non blessé qui a mal. Autre avantage : **le macérat d'arnica convient aux enfants et aux femmes enceintes**.

NE MASSEZ JAMAIS

une zone que vous supposez blessée ! Appliquez tout produit en douceur.

RECETTE

Sérum antidouleur

inflammatoire, articulaire et rhumatismal

POUR 30 ML ENVIRON

60 gouttes d'HE de gaulthérie (*Gaultheria procumbens*)
60 gouttes d'HE d'eucalyptus citronné (*Eucalyptus citriodora*)
25 ml (soit environ 2 cuillerées à soupe) d'huile végétale de calophylle ou de macérat huileux d'arnica ou de calendula

- Dans un flacon en verre anti-UV de 30 ml muni d'un compte-gouttes, versez les huiles essentielles.
- Ajoutez l'huile végétale à l'aide d'un entonnoir bien propre. Agitez vigoureusement.
- Cette huile aromatique est dosée à 13 % environ, ce qui la rend idéale pour un massage localisé de la zone douloureuse avec quelques gouttes du mélange, sur une partie du dos seulement, 3 fois par jour jusqu'à nette amélioration. Veillez à ne pas masser ni frictionner, mais juste à faire pénétrer par des mouvements caressants : la zone peut être très enflammée.

→ *Ce sérum se conserve 9 à 12 mois à l'abri de la chaleur.*

→ *Cette formule ne convient pas aux femmes enceintes ou allaitantes, ni aux hypertendus, ni aux personnes sous anticoagulants, ni aux enfants de moins de 12 ans.*

MINCEUR MES SNACKS coupe-faim

Quelques astuces toutes simples peuvent réduire l'appétit rapidement et sans danger pour la santé. À utiliser avec mesure tout de même, et uniquement dans le cadre d'un régime minceur prescrit et encadré par des professionnels de la nutrition ou de la santé.

Le coupe-faim classique : la pomme bio avec la peau

La pomme bio lorsqu'elle est mâchée lentement avec sa peau constitue un apport important en fibres (3,5 g avec peau contre environ 2 g sans peau) et en sucres de fruits, ce qui peut favoriser rapidement une sensation de satiété. Vraie alliée minceur, la pomme (50 calories environ) est gorgée de pectines. Celles-ci stabilisent le taux de sucre dans le sang, et forment un gel visqueux dans l'estomac qui limite l'absorption des graisses.

Prenez toujours

UNE POMME CERTIFIÉE BIO.

Sinon la peau est trop imprégnée de pesticides.

Le coupe-faim venu d'Asie : les points d'acupression

En médecine chinoise, on stimule par des aiguilles ou par massage des points d'énergie situés le long de « méridiens » qui traversent le corps. Dans le même esprit, l'auriculothérapie vise des points précis sur les oreilles pour relancer des fonctions de l'organisme. Dans ces thérapies manuelles, certains points que vous pouvez facilement stimuler vous-même sont réputés favoriser un bon contrôle de l'appétit, voire faire mincir.
Nul besoin de matériel pour ces exercices !
En revanche, il faut bien situer les points.
Et bien évidemment, ne comptez pas uniquement sur eux dans le cadre d'un régime amincissant.
Chaque point est activé par des pressions répétées et successives de 3 minutes environ, plusieurs fois par jour ou à chaque envie.

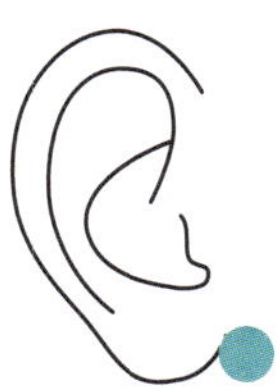

Fringale

Stimulez le point situé sous le lobe, à l'endroit où l'oreille rejoint la mâchoire ; cela réduirait la sensation de faim.

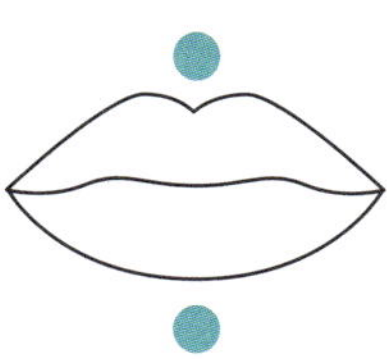

Envie de grignoter

Placez le pouce sous la lèvre inférieure, et l'index par-dessus. Massez par pressions successives le point situé au milieu de la lèvre inférieure, sous le nez.

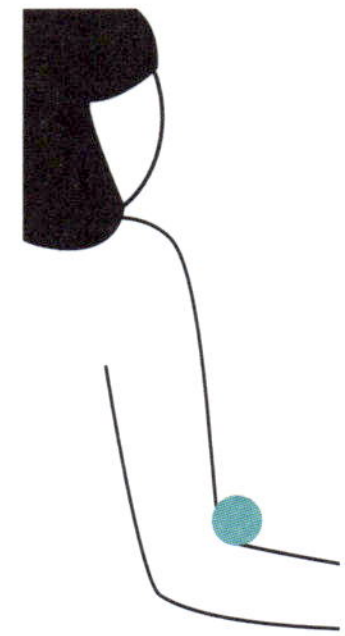

Minceur

En médecine traditionnelle chinoise, le point « gros intestin 11 » est situé à l'extrémité latérale du pli du coude, à l'extérieur lorsque le coude est fléchi à 90°. Massez-le régulièrement dans le cadre d'un régime minceur, toujours par pressions successives de 3 minutes environ.

→ Ne stimulez pas ces points si vous êtes enceinte !

Le coupe-faim spécial sucres

Pour faire passer les fringales sucrées, trompez votre cerveau en respirant profondément à 3 reprises de l'huile essentielle de pamplemousse. On prône ce geste en olfactothérapie : de cette façon, un message nerveux est adressé au cerveau limbique, identique à celui que vous envoyez lorsque vous consommez un aliment sucré. En respirant cette essence, votre cerveau réagit comme si vous aviez mangé une douceur. Ce qui n'est pas le cas !

Les coupe-faim « je triche avec mon estomac »

Certains aliments apportent une rapide sensation de satiété car ils gonflent temporairement dans l'estomac. Ce qui est idéal pour réduire son appétit à l'apéro ou avant une fête.

L'œuf

C'est un coupe-faim naturel car il est concentré en protéines (12 %), longues à digérer.

→ Manger un blanc d'œuf dur avant un dîner entre amis vous empêchera de craquer à l'apéritif sans pour autant alourdir l'apport calorique (à peine 55 calories). En revanche, évitez soigneusement le jaune d'œuf, trop calorique.

L'agar-agar

Il est utilisé comme épaississant ou liant en cuisine. Cette algue asiatique gonfle dans les liquides chauds. Dans l'estomac, elle forme un gel, qui capte les graisses et les sucres. Non assimilable, l'agar-agar est éliminé sans aucun stockage par l'organisme.

→ 15 minutes avant un repas entre amis ou une fête, délayez 1 g d'agar-agar en poudre (soit moins de 1 cuillerée à café rase) dans une tasse d'eau froide. Placez au micro-ondes 30 secondes, puis remuez. Faites chauffer à nouveau 1 minute au micro-ondes pour faire bouillir. Sortez la tasse, remuez pour refroidir et ajoutez éventuellement une infusette pour donner du goût. Le mélange devient plus épais mais reste liquide. Buvez cette boisson encore chaude. Votre appétit sera plus limité lors de l'apéro et au cours du repas.

MOUSTIQUES BYE-BYE !

→

Chaque année, en été ou avant un voyage, la question nous taraude… Comment se prémunir des moustiques ? L'aromathérapie, dit-on, est efficace contre les inconforts qu'ils provoquent. En route pour quelques bons conseils antimoustiques, sans molécule chimique à l'horizon…

Au jardin, planter des plantes répulsives

Beaucoup de plantes aromatiques sont des répulsifs naturels pour les moustiques et certains autres insectes. Outre la citronnelle et le lemongrass, qui poussent étonnamment très bien chez nous, vous pouvez avoir dans votre jardin de la lavande aspic, des géraniums citronnés et du basilic pour éloigner les indésirables. L'idéal est de les planter en pot, à proximité des fenêtres de la chambre et du séjour, pièces où l'on est le plus souvent embêté à la tombée du jour.

En voyage, emporter un spray répulsif naturel

Avant tout voyage « exotique », vous vous ruez sur les produits répulsifs efficaces, à base d'actifs chimiques (DEET ou autres…). Mais ce groupe de produits est parfois décrié pour une composition agressive et pas mal d'effets indésirables. En outre, les produits au DEET ne sont pas recommandés pour les femmes enceintes et les bébés.

Opter pour les huiles essentielles est l'idéal… à condition de savoir ce qui marche vraiment et ce qui convient à chaque profil d'utilisateur. Plusieurs ont montré que les huiles essentielles réputées répulsives peuvent aider. Mais en réalité assez peu ! En effet, l'efficacité des produits à l'huile essentielle de citronnelle ou de géranium rosat s'avère toujours moindre que celle des produits à base de DEET, par exemple. La protection dure moins longtemps, surtout s'il fait chaud, qu'on transpire et qu'il y a du vent. C'est un peu décevant, certes ! Mais si vous choisissez une bonne synergie naturelle et de bons gestes, la protection peut s'avérer tout à fait satisfaisante.

Le secret d'une formule efficace ? La présence d'eucalyptus citronné, car il contient une petite part de citriodiol[1] - un actif répulsif naturel vraiment puissant contre tous les moustiques. Dans le cadre de la lutte contre les moustiques « tropicaux », les autorités sanitaires en France ont décrété qu'un produit devait être fortement dosé en citriodiol[1] pour être efficace. Cela

1. Nommé « PMD » ou paramenthane-3,8-diol par les scientifiques, le citriodiol est aujourd'hui l'un des seuls actifs antimoustiques d'origine naturelle breveté. Il est dérivé de l'huile essentielle d'*Eucalyptus citriodora*, mais comme on l'a isolé en laboratoire, on a pu le breveter. L'industrie sait toujours comment récupérer les bienfaits de mère Nature. C'est un peu dommage car, ici, il semble qu'une entreprise ait pu s'approprier quelque chose d'universel et bio. Cependant, il faut reconnaître que cela garantit une efficacité mesurable là où les remèdes de grand-mère sont parfois approximatifs (c'est le cas pour la lutte contre les moustiques).

n'empêche pas de le rendre utilisable en toute sécurité (chez l'enfant à partir de 30 mois). Il est impossible, avec une recette maison, d'atteindre les mêmes concentrations en citriodiol naturel. Mais pour une protection normale au quotidien, pour tous les publics dès 6 mois, et pour des séjours sous des latitudes non tropicales, la formule que je vous propose ci-dessous est tout à fait satisfaisante.

→ Aucun spray répulsif n'est efficace à 100 %. **N'oubliez donc pas de vous couvrir** avec des vêtements à manches et jambes longues si possible. En zone tropicale, pensez à imprégner vos vêtements d'un répulsif adapté aux textiles, et utilisez une moustiquaire, un *must* pour la nuit.

→ **Vous avez appliqué de la crème solaire ?** Patientez toujours 20 minutes au moins avant d'appliquer un répulsif antimoustique.

→ **Ne vous badigeonnez pas tout le corps** de produit répulsif. Travaillez par zone et évitez d'en appliquer plus de 3 fois par jour. Évitez évidemment tout contact avec les lèvres et les yeux.

→ **Vous vous êtes fait piquer ?** Pas de panique ! Passez 1 goutte d'huile essentielle de lavande aspic pure sur chaque bouton, et la démangeaison disparaît.

→ **Vous ne pouvez pas utiliser la lavande aspic pure (bébé, femme enceinte…) ?** Optez pour un mélange à parts égales d'eau et de vinaigre de cidre bio dans un flacon ; imbibez-en des compresses et maintenez-les en place quelques instants sur les piqûres les plus gênantes. Résultat immédiat !

RECETTE

Synergie antimoustique

POUR 30 ML ENVIRON

3 cuillerées à soupe d'huile végétale vierge de noisette, noyaux d'abricot ou jojoba (au choix, mais très pénétrante)
45 gouttes d'HE d'eucalyptus citronné (*Eucalyptus citriodora*)
20 gouttes d'HE de lavandin (*Lavandula hybrida super*)
20 gouttes d'HE de géranium rosat (*Pelargonium graveolens*)

- Dans un flacon spray en verre ambré de 30 ml (en pharmacie ou sur Internet), versez l'huile végétale choisie, puis toutes les huiles essentielles.
- Fermez le flacon et agitez la préparation.
- Chaque matin lors de la toilette, mêlez une petite quantité de ce sérum à votre savon, gel douche ou shampooing : 1 ou 2 vaporisations suffisent.
- Chaque fin d'après-midi, avant la tombée du jour, massez un peu de produit comme si c'était un soin pour le corps sur les zones exposées que sont les pieds, les chevilles, les mollets, les bras et, si vous le jugez utile, le cou.

→ *Chez la femme enceinte et l'enfant de 6 mois à 6 ans, ne massez pas de grandes zones de peau mais travaillez par touches au doigt, en friction, sur les plis de peau (genou, coude) ; la quantité utilisée est alors infime.*

POUX CE QUI MARCHE VRAIMENT

À la rentrée ou tout au long de l'année, les poux alimentent les discussions des cours d'écoles ! Chaque année, la même question taraude les parents : comment s'en débarrasser efficacement et sans danger ?

On vous dit tout sur les poux !

Les poux sont des petits parasites amateurs de têtes humaines ! Ils se nourrissent de sang et se logent donc à la racine des cheveux, chez les enfants comme chez les grands, appréciant autant ceux qui propres que sales. Toutes les couleurs, toutes les textures (raides, frisés…) leur plaisent. Tout le monde peut donc être concerné un jour ou l'autre !

En revanche, les poux ne volent pas et ne sautent pas. Ils s'attrapent par frottement avec une tête ou des cheveux infestés : en réalité, ils « courent » d'un cheveu à l'autre. Ils s'attrapent aussi, bien que moins fréquemment, à la piscine, car ils peuvent nager, ou lorsqu'il y a échange de bonnet ou d'écharpe entre deux enfants, car ils peuvent vivre jusqu'à 3 jours environ hors d'un hôte humain.

★ Une vie de pou

Au départ, le pou est une « lente ».
Presque transparente, elle très solidement collée au cheveu à environ 4 mm du crâne.
La lente se transforme après 8 jours environ en « nymphe » ouverte et vivante.
Le pou est adulte à 10 jours environ. Il peut alors vivre jusqu'à 30 jours environ sur son hôte. Pendant ce temps, la femelle peut pondre jusqu'à 10 œufs par jour (soit 300 œufs maximum au cours de sa vie).

Éliminer les lentes

Les lentes résistent à l'eau, à l'huile et aux shampooings. En revanche, elles ne peuvent pas se refixer sur un support une fois décollées du cheveu.

→ **L'idéal est d'utiliser un « peigne à poux »,** si fin qu'il « lisse » les cheveux un à un, permettant de décoller les lentes et quelques poux vivants au passage. On en trouve aujourd'hui en plastique rigide (parfois offert avec un produit) ou en métal. Celui en acier inoxydable à bouts ronds donne de bons résultats, pour autant qu'il soit passé plus eurs fois dans les cheveux humides, plusieurs fois par semaine et pendant 15 jours.Pratiquez un peignage mèche par mèche, au-dessus d'un linge clair et uni : vous verrez les lentes tomber !

→ **On trouve aussi des peignes électriques,** en pharmacie ou sur Internet, qui électrocutent les poux vivants au passage. Très efficaces, ils demandent néanmoins à être maniés avec une grande prudence, et uniquement sur cheveux secs.

Éliminer les poux

Les poux adultes résistent, hélas ! à la plupart des insecticides chimiques solubilisés dans des solutions aqueuses.

→ La tendance est donc à **l'huile ou aux silicones** qui « étouffent » le pou. Certains produits combinent une substance grasse avec une autre, toxique pour ses organes. Les poux vivants peuvent être asphyxiés par des corps gras dont la texture est suffisamment fine pour étouffer leurs « branchies ». On trouve dans le commerce beaucoup de produits pharmaceutiques à base de silicone - un corps gras synthétique -, couplée à des insecticides. Ces produits sont efficaces mais parfois plus chers ou plus douteux quant à leur composition.

Agir avec les huiles

Au rayon naturel, l'huile de coco fondue mais tiède, celles de nigelle ou de jojoba sont de bonnes options.

→ **Massez généreusement la chevelure** et le crâne de l'enfant atteint avec l'huile et laissez poser 1 heure au moins sous un film alimentaire ou un bonnet de bain. Faites ensuite un shampooing avant de passer le peigne à poux, mèche par mèche, dans les cheveux essorés.

→ **Pour plus d'efficacité,** vous pouvez aussi légèrement aromatiser l'huile avec de l'huile essentielle de lavandin, de lavande vraie ou de tea tree. Réputées antiparasitaires, ces huiles essentielles sont, à ces doses, généralement bien tolérées dès l'âge de 3 ans. Comptez 6 gouttes d'huile essentielle par cuillerée à soupe d'huile.

→ Synthétique ou naturelle, la procédure n'est jamais 100 % efficace et doit être répétée au moins 2 fois par semaine, selon les marques, et durant 15 jours.

Agir avec le vinaigre

Vous pouvez **rincer les cheveux avec du vinaigre** aromatisé ou non, dilué dans de l'eau. L'acide acétique peut, en effet, mettre à mal la vie des poux ayant résisté au traitement à l'huile et au shampooing.

→ Comptez ½ verre de vinaigre de cidre bio pour 1 litre d'eau tiède, à utiliser en deuxième rinçage. Laissez poser si possible 10 minutes à 1 heure environ, sous une serviette.
Passez ensuite à nouveau le peigne à poux.

En prévention

→ **Dès l'âge de 3 ans,** vous pouvez appliquer chaque matin sur la nuque de l'enfant et derrière ses oreilles 2 ou 3 gouttes d'huile essentielle de lavandin pure, ou une synergie d'huiles essentielles pures à effet répulsif.

→ Moins utile mais intéressant tout de même : vous pouvez aussi appliquer quelques gouttes d'huile essentielle de lavandin sur les écharpes et bonnets.

★ Attention aux premiers signes

Aux premiers signes de démangeaison ou d'irritation du cuir chevelu, toute personne fréquentant une communauté d'humains (école, hôpital, piscine…) doit vérifier la présence de poux. Le meilleur examen se pratique à l'aide du peigne à poux, mèche par mèche.

RECETTES

Huile antipoux

POUR 1 APPLICATION

1 cuillerée à soupe l'huile de coco (fondue mais tiède), de nigelle ou de jojoba
6 gouttes d'HE de lavandin (*Lavandula hybrida super*) ou de lavande vraie (*Lavandula angustifolia Miller*) ou de tea tree (*Melaleuca alternifolia*)

- Ajoutez les huiles essentielles choisies dans l'huile végétale. Mélangez bien.
- Appliquez le mélange sur la chevelure et le crâne de l'enfant, et massez généreusement.
- Enveloppez la tête d'un film alimentaire ou couvrez-la d'un bonnet de bain, et laissez poser 1 heure au moins.
- Faites ensuite un shampooing avant de passer le peigne à poux, mèche par mèche, dans les cheveux essorés.

→ *À ces doses, les huiles essentielles sont bien tolérées dès l'âge de 3 ans.*

× **Pour une chevelure plus abondante,** passez à 2, voire à 3 cuillerées à soupe d'huile et ajustez la quantité d'huile essentielle au prorata.

RECETTES

Solution rinçage au vinaigre

POUR 1 APPLICATION

½ verre de vinaigre de cidre bio
1 litre d'eau

- Dans une bouteille vide de plus de 1,5 litre de contenance, versez 1 litre d'eau tiède, puis ajoutez le vinaigre.
- Utilisez cette solution comme deuxième rinçage après le shampoing traitant.
- Ne rincez plus et laissez poser si possible de 10 minutes à 1 heure environ, sous une serviette.
- Passez à nouveau le peigne à poux. L'acide acétique présent dans le vinaigre éradique les poux qui ont résisté au traitement à l'huile et au shampooing.

MIEUX RESPIRER

au naturel

Cela n'a l'air de rien, mais respirer est essentiel pour se sentir bien au quotidien. Nos vies actives et notre stress permanent nous empêchent de prêter attention à notre respiration. Pourtant, c'est l'une des clés pour une bonne santé. Faisons le point !

Respirez-vous correctement ?

On respire par le ventre ou par le thorax, ce qui est assez différent : une respiration par le thorax est le signe d'une tension, liée au stress, et elle est plus fatigante qu'une respiration ventrale (elle peut apporter trop d'oxygène, elle est moins ample). La respiration par le ventre est celle des chanteurs qui ont du souffle et qui le maîtrisent ; c'est également celle des bébés ou celle qu'on adopte lorsque l'on dort.

→ Pour savoir comment vous respirez, allongez-vous et placez une main sur votre ventre, l'autre sur la poitrine. Inspirez et sentez l'endroit qui se lève. Idéalement, cela devrait être le ventre. Mais la plupart des gens respirent par le thorax.

Prendre conscience de sa respiration

Il est crucial, autant que possible, de respirer en pleine conscience pour apprendre à mieux respirer. Ces exercices permettent d'évacuer le stress, de chasser les idées noires.

La respiration ventrale

La respiration doit rester souple et fluide, il est donc très mauvais de la forcer ou de la bloquer. Malgré tout, au début, vous pouvez pratiquer des exercices orientés pour bien comprendre ce que signifie « respirer par le ventre ».

→ Pour vous entraîner, utilisez un ballon de baudruche dans la bouche. En position allongée, inspirez brièvement par le nez puis soufflez dans le ballon pour expirer, en poussant sur votre ventre avec les mains. Faites cela 15 fois. Le ventre doit bien rentrer vers l'intérieur, comme s'il voulait se coller à la colonne.

→ Pour exercer votre respiration abdominale, debout, placez le dos d'une main sur le bas de votre dos, et l'autre main à plat, en dessous du nombril. Inspirez par la bouche, en observant le bas du ventre qui se gonfle ou pas, et expirez en soufflant par la bouche entrouverte, comme dans une paille ou un sifflet. Vous pouvez imaginer que vous soufflez sur des nuages gris qui s'estompent.

Le pranayama

Cette autre technique, facile et intéressante, est inspirée du yoga. Nommée « pranayama », elle est d'une grande aide pour respirer consciemment et se relaxer. Le principe ? Respirer par une narine à la fois.

→ **Bien assis en lotus,** le dos droit, bouchez une narine avec le pouce et inspirez longuement (10 secondes si vous pouvez) par la narine ouverte. Puis bouchez-vous le nez avec l'index de la même main que le pouce. Le nez bouché, tenez votre respiration 10 secondes. Relâchez alors le pouce pour expirer par la narine opposée. Inspirez ensuite par cette narine, cette fois. Répétez plusieurs fois cet exercice pour bien vous détendre.

Se faire accompagner

Des praticiens proposent des ateliers ou des séances d'accompagnement pour respirer mieux. Les professionnels de la sophrologie, une pratique de relaxation accompagnée, utilisent par exemple beaucoup le travail sur le souffle pour favoriser le bien-être. Il n'y a pas de diplôme d'État, mais fiez-vous à ce que vous aurez ressenti lors d'un échange par courriel ou téléphone avec le praticien. Il ne doit pas vous faire de promesses abracadabrantes mais vous proposer un accompagnement vers plus de sérénité.

★ Un sophrologue près de chez vous

Il y a certainement un sophrologue près de chez vous. Renseignez-vous avant de prendre rendez-vous. Les « vrais » professionnels sont formés à l'école caycedienne le plus souvent.

SEXY au NATUREL

Vous avez un rendez-vous galant en vue ? Quelques gestes de beauté très naturels peuvent aider à être irréprochable au moment où tout va se jouer… Des pieds à la tête, on se prépare à une rencontre placée sous le signe de la séduction !

De beaux pieds

Les pieds doivent être impeccables lors d'un rendez-vous galant dont on ne connaît jamais vraiment l'issue…

→ Pratiquez **un soin rapide** avant la rencontre en vous massant les talons et les callosités avec un mélange à parts égales de sel fin et d'huile d'olive.

→ Si vous avez les pieds et les mains jaunis, ajoutez le jus de ½ citron.

→ Si vous souffrez de petites plaies ou de mycoses, frottez-vous les pieds avec de **l'argile blanche** ou du talc mentholé. L'argile neutralise les odeurs et donne un aspect velouté aux pieds.

→ Vérifiez aussi que vos chaussettes ou vos bas ne sont pas troués !

De belles mains, un atout séduction important

→ **Pour des mains et des ongles de rêve**
Baignez vos mains 5 minutes dans de l'huile d'olive tiède mêlée au jus de ½ citron.

→ **Si vous avez trop de peau sur les ongles**
Repoussez les cuticules avec un bâtonnet mais ne les coupez pas : les hydrater avec de l'huile devrait suffire (voir p. 142).

→ **Si des salissures persistent sous les ongles**
Utilisez un cure-dents trempé dans du jus de citron pour nettoyer et blanchir le bord libre de l'ongle.

Des orifices sans peur et sans reproche

→ **Un nez bien propre** Mouchez-vous soigneusement avant le rendez-vous et vérifiez que vos narines sont dégagées. Les hommes peuvent couper très facilement les poils qui dépassent de leur nez avec des petits ciseaux à bout rond.

→ ***Idem* pour les oreilles !** Veillez à ce qu'elles soient vides ! Vous y voyez des dartres sèches ? Massez l'intérieur du pavillon avec 1 goutte d'huile de bourrache. Cela vous garantit des oreilles jolies à regarder pendant quelques heures.

→ **Le nombril doit être nickel lui aussi !** Passez-y un coton imbibé d'eau de Cologne ou de lait démaquillant avant la rencontre.

Un parfum inoubliable

→ **Si vous transpirez trop ou si vous avez peur de sentir la transpiration** Frottez vos aisselles humides avec du bicarbonate de soude alimentaire quelques heures avant la rencontre. Tamponnez à la serviette pour éliminer les grains de bicarbonate et enfilez ensuite vos vêtements.

Pour vous parfumer

→ Choisissez votre eau de toilette habituelle, pas le temps de faire des tests ! Parfumez-vous discrètement, car un parfum trop présent peut ruiner toutes vos chances. Vaporisez-le sur les cheveux et les vêtements. Parfumez-vous par-dessus les épaules. Se parfumer l'arrière (nuque, dos) est en effet le meilleur moyen de laisser un sillage olfactif agréable et discret sans trop en faire.

Une haleine fraîche

Avant la rencontre, versez 1 goutte d'huile essentielle de menthe poivrée (*Mentha x piperita*) sur 1 cuillerée à café de miel et laissez fondre dans la bouche avant d'avaler.
Si vous n'avez pas d'huile essentielle sous la main ou si vous ne pouvez pas en consommer, mâchez des graines de cardamome avant votre rendez-vous. Rincez-vous bien la bouche ensuite. L'effet est bluffant.

RECETTES

Soin anticallosités pour les pieds

POUR 1 APPLICATION

2 cuillerées à soupe d'huile d'olive
2 cuillerées à soupe de sel fin

- Dans un bol, mélangez l'huile d'olive et le sel.
- Massez les talons et les callosités avec le mélange.
- Rincez et séchez. Les pieds sont tout doux !

→ *Si vous avez les pieds et les mains jaunis, ajoutez à la préparation le jus de ½ citron.*

Haleine fraîche

POUR 1 APPLICATION

1 goutte d'huile essentielle de menthe poivrée (*Mentha x piperita*)
1 cuillerée à café de miel

- Mélangez la goutte d'huile essentielle de menthe poivrée avec le miel.
- Laissez fondre dans la bouche avant d'avaler. Haleine de rêve garantie !

→ *Si vous êtes enceinte, évitez la menthe poivrée et optez pour un brin de persil à mâcher avant un brossage des dents.*

SOMMEIL
MIEUX DORMIR
au naturel

Dormir comme une princesse, c'est le rêve ! Mais l'insomnie est parfois plus forte que les bras de Morphée... Voici quelques conseils pour mieux dormir sans médicaments ou en complément d'un traitement.

Troubles du sommeil : de quoi parle-t-on ?

Les troubles du sommeil sont variés : difficulté d'endormissement, éveil nocturne, réveil trop matinal, difficulté à se rendormir ou impression d'agacement et d'énervement. En fait, on distingue deux grands types de troubles : physiques (pathologiques) et psychologiques.

Les « insomnies » se traitent de différentes façons. Plus de 60 % des Français et des Belges souffrent d'au moins un trouble du sommeil. La majorité se plaignent d'un sommeil trop léger et ont du mal à se rendormir en cas d'éveil impromptu. Le souci ? Pour environ 10 %, la mauvaise qualité du sommeil a un impact très négatif sur leurs journées.

Les troubles physiques

Ils doivent être pris en charge par une équipe médicale. Par exemple, il peut s'agir du syndrome des jambes sans repos dû à un

dysfonctionnement de la dopamine, qui est un neurotransmetteur. Ou encore, d'apnées du sommeil - des arrêts plus ou moins complets de la respiration pendant lesquels le cœur fabrique une hormone qui trouble la sphère urinaire (envie de faire pipi dans la nuit) -, de sensation de soif, de salivation et... des ronflements ! Tout cela peut aussi être lié à de l'hypothyroïdie, du diabète ou un trouble endocrinien. Consultez.

Les troubles psychologiques

Ils sont moins faciles à décrire. Il peut s'agir d'angoisses, de peur du lâcher-prise, de stress vécu en journée, de fausses croyances ou de réels tracas. Là aussi, l'assistance d'un professionnel de la santé est nécessaire mais des techniques d'autocorrection peuvent aider.

1 adulte sur 3 utiliserait encore
UN « DOUDOU »,
consciemment ou pas.

Des conseils pratiques

L'accompagnement médical est parfois nécessaire. Mais même si l'amélioration du sommeil passe par une prise en charge totale, certaines plantes et certaines bonnes pratiques peuvent être une bonne aide.

Visualisez le lendemain

→ Face au stress ou aux angoisses de la journée à venir, prenez un moment au coucher pour lister par écrit ou mentalement toutes les tâches du lendemain. Utilisez le *future pacing :* cette technique utilisée en PNL permet de se visualiser en train d'accomplir toutes ces tâches. Une fois la visualisation ou l'écriture terminée, n'y pensez plus.

Oubliez la montre

Ne surveillez pas l'heure qui tourne. Dites-vous bien que ce qui compte, c'est la qualité du sommeil, non sa quantité. Pour vous détourner de vos pensées, respirez profondément en gonflant le ventre, puis expirez en soufflant par la bouche, longuement. À chaque expiration, tentez de visualiser une image positive.

Bougez

Ne restez pas au lit ! Si vous n'arrivez pas à dormir, levez-vous et allez bouger, ou coudre ou préparer un petit truc (un masque de beauté, par exemple !). Il ne faut pas que votre cerveau associe le lit avec autre chose que le sommeil.

Adoptez un rituel

→ Au coucher, faites-vous un petit rituel sensoriel. Cela peut consister à respirer votre huile essentielle favorite sur un mouchoir - je vous conseille la lavande vraie ou celle de mandarine - ou à serrer contre vous un doudou pour adulte doux au toucher (oui, un nounours ou un morceau de tissu que vous aimez).

→ Vous pouvez aussi vaporiser sur votre oreiller la brume d'oreiller, une association d'huiles essentielles (lavande vraie, mandarine et marjolaine à coquilles) et d'alcool à 70° (voir p. 237). Patientez un instant sur le lit, en respirant profondément par le ventre : ce n'est pas tant la brume qui importe que le fait de respirer par le ventre !

Reformulez vos pensées

Ne vous dites surtout pas « Oh là là ! J'espère que je vais bien dormir ! « ou « Comme j'aimerais passer une bonne nuit ! ». **Reformulez le coucher de façon affirmative :** « Je vais passer une délicieuse nuit » ou « C'est le meilleur moment de la journée », ou bien ne dites rien.

Utiliser les plantes

En huiles essentielles

Quelles plantes pour mieux dormir ? Les huiles essentielles de lavande vraie, de marjolaine ou de mandarine sont les amies du sommeil. Cette dernière est d'ailleurs l'une des rares huiles essentielles sédatives : elle peut se prendre pure ou en capsules, avec des effets similaires à ceux d'un somnifère.

→ Lors du rituel du coucher, vous pouvez aussi masser certains endroits avec **un mélange d'huiles propice au sommeil :** ajoutez 3 gouttes d'HE de lavande vraie et 3 gouttes d'HE de mandarine à 1 cuillerée à café d'huile d'amande douce ou de noisette, mélangez et appliquez un peu de l'huile obtenue sur les poignets que vous respirerez, puis sur le plexus solaire (au centre du thorax). Vous avez un plaisir à la fois olfactif et réconfortant ! Si vous êtes deux, le massage le long de la colonne vertébrale est salutaire, surtout pour les enfants agités. Le mélange se conserve plus de 6 mois, vous pouvez donc l'utiliser sur la durée ou en préparer une plus grande quantité.

En tisanes

Les tisanes ne sont pas à négliger pour faciliter l'endormissement. Parfois, elles aident aussi à la digestion et peuvent donc favoriser un sommeil de meilleure qualité. Les plantes sèches à vous procurer pour des infusions ou des tisanes sont la camomille, la valériane (son goût n'est pas extraordinaire même si elle soulage), la fleur d'oranger, la passiflore.

→ Comptez environ 1 petite cuillerée à soupe de plantes dans 200 à 250 ml d'eau frémissante. Relisez mes conseils pour préparer vos tisanes (voir p. 213).

L'homéopathie

Les médicaments homéopathiques ne peuvent pas être conseillés comme de simples compléments alimentaires. Seul un médecin saura déterminer, en fonction de votre « terrain », ce dont vous avez besoin. Parlez-lui néanmoins des remèdes homéopathiques liés aux troubles du sommeil.

→ **Pour les insomnies totales avec mauvaise humeur au réveil :** Nux vomica 9 CH (3 granules au coucher selon les cas).

→ **Pour les difficultés d'endormissement, ainsi que pour les enfants trop agités :** Coffea cruda 15 CH (3 granules au coucher selon les cas).

→ **Angoisses et réveil en pleine nuit :** Arsenicum album 9 CH (3 granules au coucher ou au cours de la nuit).

RECETTES

Infusion du soir

POUR 1 TASSE

1 petite cuillerée à soupe de plantes séchées (camomille, valériane, fleur d'oranger ou passiflore)

- Portez 25 cl d'eau à frémissements.
- Jetez les plantes dans l'eau. Laissez infuser de 5 à 10 minutes.
- Filtrez et laissez refroidir un peu. Buvez lentement cette infusion, juste avant de vous coucher.

Huile du soir

pour sommeil réparateur

POUR 2 À 3 APPLICATIONS

1 cuillerée à café d'huile d'amande douce ou de noisette
3 gouttes d'HE de lavande vraie (*Lavandula angustifolia Miller*) ou de camomille romaine (*Chamaemelum nobile*)
3 gouttes d'HE de mandarine (*Citrus reticulata*)

- Versez dans un tout petit bol ou un petit flacon l'huile végétale choisie, puis ajoutez les huiles essentielles.
- Avant le coucher, appliquez 2 ou 3 gouttes d'huile sur les endroits cités (poignets, plexus) et massez avec le pouce. Vous avez un plaisir à la fois olfactif et réconfortant !

Brume d'oreiller maison

POUR 50 ML ENVIRON

30 gouttes d'HE de lavande vraie (*Lavandula angustifolia Miller*)
20 gouttes d'HE de mandarine (*Citrus reticulata*)
10 gouttes d'HE de marjolaine à coquilles (*Origanum majorana*)
45 ml d'alcool à 70° (ou de vodka non odoriférante)

- Dans un flacon spray récupéré et bien propre, de 50 ml, versez les huiles essentielles et l'alcool.
- Mélangez bien. Placez le flacon au réfrigérateur et laissez-le 24 heures avant utilisation.
- Vaporisez le linge de lit 15 minutes avant le coucher : draps, oreillers, plaids, rideaux... Rêves de garrigue provençale et de Méditerranée à la clé. Bonne nuit !

→ *Même si vous avez utilisé de la vodka, pas question de boire ce mélange !*

→ *Veillez à ne jamais vaporiser sur la peau ou les yeux.*

A

Anti-toux sèche 207
Après-shampooing démêlant 112
Assainissant cuisine 49

B

Bain aromatique 96
Bain capillaire avant shampooing 75
Bain d'algues 204
Bain d'huile pour les cheveux 111
Bain d'huile pour les mains 153
Bain de bouche 79, 212
Bain de pieds 50
Bain miellé aux huiles essentielles 59
Baume à lèvres au véritable beurre de cacao 99
Beurre de karité cicatrisant 153
Blancheur des dents 50
Brume d'oreiller maison 237

C

Cataplasme anticellulite 54
Cataplasme antidouleur 68
Chantilly de karité 151
Cire dépilatoire au sucre 119

D

Dentifrice assainissant 194
Dentifrice maison 194
Déodorant « gagnant » 131
Déodorant naturel 50
Désodorisant pour les mains 76
Désodorisant purifiant 81

E

Eau de rinçage anti-cheveux ternes 74
Eau de rinçage beauté 74
Eau désincrustante pour les taches 73
Eau désinfectante et désodorisante pour la maison 197
Eau nettoyante pour argenterie 73

G

Gel aromatique contre les jambes lourdes 217
Gel douche exotique corps et cheveux 133
Gommage des lèvres 76
Gommage du corps 76
Gommage du corps au marc de café 53
Gommage du corps sucré-salé 137
Gommage du visage très doux 136
Gommage enzymatique 93
Gommage express 50, 162
Gommage mécanique 93
Gommage très viril 140
Gorge infectée 207
Gorge irritée 58
Grog maison 58

H

Haleine fraîche 210, 233
Huile antipoux 228
Huile antipuces et antiparasites chiens et chats 175
Huile après-rasage 140
Huile d'assaisonnement piquante 191
Huile de massage anticapitons 104
Huile de rasage 76
Huile de soin « gommante » spécial vergetures 165
Huile de soin antichute de cheveux 188
Huile de soin post-épilatoire 2 en 1 120
Huile digestive 191
Huile du soir pour sommeil réparateur 237

I

Infusion des chantres 207
Infusion du soir 237
Infusion pour bain de bouche 212

L

Lait nettoyant à l'argile 68
Lait nettoyant douceur 87
Lavage désodorisant au marc de café 54

Lifting pour une soirée 56
Liniment maman-bébé 179
Lotion de rinçage antipellicules 61
Lotion préventive antipuces pour chien 174
Lotion tonique au vinaigre 61

M

Masque 2 en 1 au yaourt 51
Masque apaisant anti-âge 95
Masque apaisant antirougeurs 140
Masque capillaire aux œufs 56
Masque capillaire pour cheveux fins ou secs 112
Masque capillaire spécial reflets argent 115
Masque désincrustant à l'argile 67
Masque liftant yeux et visage minute 64
Masque minute à l'argile rouge 163
Masque nourrissant spécial cheveux gris/blancs 116
Masque pour le visage au miel 59
Masque purifiant pour peau grasse avec boutons et points noirs 88
Massage boostant 204
Mélanges bienfaisants pour bain 96

P

Parfum citronné et boisé 148
Parfum floral 149
Patchs de camomille 107
Pâte anti-points noirs 51
Poudre aromatique post-épilatoire 120
Poudre express beauté 67
Poudre magique pour bain 97

S

Sauna facial 87
Sérum 2 en 1 pour peau vieillissante à tendance grasse ou à problèmes 94
Sérum antidouleur inflammatoire, articulaire et rhumatismal 220
Sérum antitache pigmentaire localisé 159
Sérum hydratant pour peau à problèmes 88
Sérum hydratant raffermissant 94
Shampooing antipuces pour chien 174
Shampooing aux œufs 56
Shampooing cheveux gras, cheveux frisés ou à pellicules 51
Shampooing doux 2 en 1 112
Shampooing ravivant pour cheveux gris/blancs 115
Shampooing tonifiant 188
Soin anti-âge au marc de café 54
Soin anticallosités pour les pieds 233
Soin contour des yeux antipoches et anticernes 107
Soin exfoliant 119
Soin hydratant pour peau grasse 64
Soin jour et nuit antirougeurs 123
Soin naturel hydratant pour tout type de peau 125
Soin nourrissant pour plantes vertes 77
Soin peaux matures et sèches 56
Soin post-épilatoire express contre les rougeurs 121
Soin pour cheveux bruns 54
Soin pour mains sèches 76
Soin pour ongles cassants 76
Soin teint terne ou points noirs 56
Solution désodorisante express pour le four 197
Solution rinçage au vinaigre contre les poux 229
Spray nettoyant au bicarbonate de soude 49
Synergie antimoustique 225
Synergie antistress maison 171

T

Tisane antifatigue digestive 200
Tisane stimulante digestive 200

V

Vinaigre de toilette 61
Yaourt aromatisé 191

Pour aller plus loin

Sur Internet Si vous avez lu ce guide complet, sans doute avez-vous trouvé réponse à la plupart de vos questions. Si vous recherchez des informations ou des produits plus personnalisés, plus adaptés à un cas en particulier, consultez mon blog www.lessentieldejulien.com.
Vous y trouverez des adresses de formation, des produits prêts à l'emploi sélectionnés par des professionnels, des conseils pour mieux utiliser les huiles essentielles, les cosmétiques et les techniques de bien-être.

Des dizaines de tutos en vidéos sont également disponibles sur ce blog, ainsi que sur la chaîne YouTube associée « Julien Kaibeck ».

L'Association Slow Cosmétique milite depuis 2012 pour une cosmétique plus saine et non polluante. Elle édite des fiches pratiques à télécharger pour décrypter les étiquettes des produits du quotidien : www.slow-cosmetique.org.

Vous trouverez aussi sur le site la liste officielle des marques lauréates de la mention « Slow Cosmétique », sélectionnées pour la qualité de leurs produits de bien-être vraiment naturels.

Pour un shopping engagé, le meilleur des huiles essentielles, huiles végétales, argiles, extraits de plantes et ingrédients cosmétiques et santé est ainsi réuni sur www.slow-cosmetique.com

Sur cette marketplace collaborative, chaque produit est rigoureusement sélectionné par l'Association Slow Cosmétique, qui garantit des formules propres et un marketing honnête.

Petit plus, le site propose aussi les ateliers de cosmétique et d'aromathérapie dispensés partout sur le territoire francophone. Très pratique pour s'initier aux remèdes maison ou à la cosmétique *homemade*.

Du même auteur

Adoptez la Slow Cosmétique, 2012, éditions Leduc.s
Le point sur les réels besoins de la peau et les fondements de la Slow Cosmétique qui consiste à consommer moins mais mieux les produits de beauté.

Les Huiles végétales c'est malin, 2013, éditions Leduc.s
Plus de 95 conseils pratiques pour les bobos du quotidien avec 65 huiles végétales, ainsi que des astuces pour mieux les utiliser.

SOS peau au naturel, 2014, éditions Leduc.s
Toutes les maladies de la peau (acné, eczéma, psoriasis…) abordées sous l'angle de la naturopathie et de l'aromathérapie, avec un programme pratique à mettre en œuvre pour chacune d'elles.

Slow Cosmétique : le guide visuel, 2015, éditions Leduc.s
Les bons gestes et les bons conseils pour adopter la Slow Cosmétique pas à pas, avec des tutoriels illustrés pour assimiler les principes de la beauté slow dans la bonne humeur.

Direction : Jean-Louis Hocq
Direction éditoriale : Suyapa Hammje
Édition : Sylvie Gauthier
Fabrication : Céline Premel-Cabic
Photogravure de la couverture : Articrom
Photogravure intérieur : Axiome

Couverture : David Cosson

Photo de couverture : © Didier Knoff

Création graphique & réalisation intérieur : Guylaine Moi

ISBN : 978-2-263-07148-5
Code éditeur : S07148
Dépôt légal : avril 2016
Imprimé par Champagne imprimerie

Retrouvez-nous sur www.solar.fr
et sur Facebook page Harmonie Solar

Solar un département **place des éditeurs**

place des éditeurs